Gesund bleiben
mit der Heilkunst der Tibeter

Dr. med. Egbert Asshauer

Gesund bleiben mit der Heilkunst der Tibeter

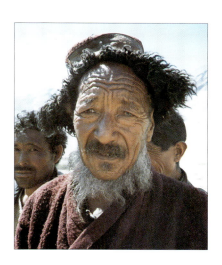

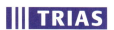

Geschützte Warennamen (Warenzeichen) werden nicht besonders kenntlich gemacht. Aus dem Fehlen eines solchen Hinweises kann also nicht geschlossen werden, dass es sich um einen freien Warennamen handelt. Das Werk, einschließlich aller seiner Teile, ist urheberrechtlich geschützt. Jede Verwertung außerhalb der engen Grenzen des Urheberrechtsgesetzes ist ohne Zustimmung des Verlages unzulässig und strafbar. Das gilt insbesondere für Vervielfältigungen, Übersetzungen, Mikroverfilmungen und die Einspeicherung und Verarbeitung in elektronischen Systemen.

Die Deutsche Bibliothek – CIP-Einheitsaufnahme
Asshauer, Egbert:
Gesund bleiben mit der Heilkunst der Tibeter / Egbert Asshauer.
– Stuttgart : TRIAS, 1999

Konzeption und Projektleitung: Werner Waldmann
Redaktion: Marion Zerbst
Korrektur: Karl Beer, Andrew Leslie
Illustrationen und DTP: Dr. Katrin Beyer
DTP-Supervisor: Bernd Hirschmeier
Produktion: WZ Media, Stuttgart
Umschlaggestaltung: Cyclus · D+P Loenicker, Stuttgart
Reproduktion: Digital Data Service Lenhard, Stuttgart
Druck: Westermann Druck, Zwickau
Fotos: Asshauer [18, 20, 22, 24, 25, 26, 48, 60, 66, 67 (2), 72, 76 (2), 83, 86 (3), 87 (3), 93, 94, 95, 105, 118 (1), 144], Hansard (140), WZ Media [4/5, 28, 107, 118 (1), 130]

© 1999 Georg Thieme Verlag
Rüdigerstraße 14
D-70469 Stuttgart

ISBN 3-89373-479-1

Für Sigrun

Leserservice
Wenn Sie Fragen oder Anregungen
zu diesem Buch haben, schreiben Sie uns!

TRIAS Verlag
Postfach 30 11 07, D-70451 Stuttgart

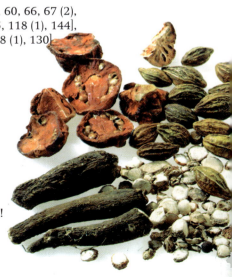

Inhalt

Grußwort des Geshe Thubten Ngawang	6
Vorwort des Dalai Lama	7
Einleitung	9
Tibetische Heilkunde – eingebettet in den buddhistischen Glauben	11
Die Geschichte der tibetischen Medizin	19
Körpersäfte und Geistesgifte: Wie Krankheiten entstehen	29
Tibetische Diagnosetechniken und Therapien	67
Tibetische und westliche Medizin	119
Padma 28: die Lotospillen aus der Schweiz	131
Tibetische Ärzte in anderen Ländern	141
Ausblick	152
Adressen	158
Register	160

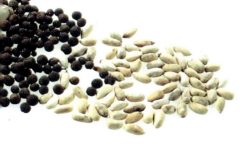

Grußwort des Geshe Thubten Ngawang

Als geistlicher Leiter des Tibetischen Zentrums e. V. Hamburg freut es mich außerordentlich, das neueste Werk zur Tibetischen Medizin von Dr. Asshauer auf diesem Wege würdigen zu können. Egbert Asshauer ist mir und meinen Mitarbeitern seit vielen Jahren als seriöser Erforscher der tibetischen medizinischen Überlieferung bekannt. Er besitzt die Gabe, die tibetische Medizinlehre allgemein verständlich und in moderner Sprache wiederzugeben und dabei Beispiele aus unserem Lebensbereich zu verwenden. Insbesondere schließt er die Lücke zur Erkundung der Anwendung der alten Medizintradition im Westen und informiert über neueste Entwicklungen.

Darüber hinaus ist mir der Autor als jemand bekannt, der echten Anteil am Schicksal des tibetischen Volkes in dieser wohl schwierigsten Phase seiner Geschichte nimmt. Nicht zuletzt schätze ich ihn als einen warmherzigen und humorvollen Freund.

Ich bin sicher, dass die weit gestreute Thematik seines Werkes Sie faszinieren wird und Sie aus der Lektüre und ihrer Anwendung einen echten Nutzen für Ihr Leben ziehen können.

In diesem Sinne wünsche ich Ihnen allzeit eine stabile Gesundheit und einen fröhlichen Geist.

Mit vielen Tashi Deleg

Geshe Thubten Ngawang
(Tibetisches Zentrum)

THE DALAI LAMA

FOREWORD

Tibetan medicine is one of the greatest legacies of Tibetan Buddhist civilization. It is a system that can contribute substantially to maintaining a healthy mind and a healthy body. Like the traditional Indian and Chinese systems, Tibetan medicine views health as a question of balance. A variety of circumstances such as diet, lifestyle, seasonal and mental conditions can disturb this natural balance, which gives rise to different kinds of disorders.

As an integrated system of health care Tibetan medicine has served the Tibetan people well for many centuries and I believe very strongly it can provide much benefit to humanity at large. The difficulty we face in bringing this about is one of communication, for, like other scientific systems, Tibetan medicine must be understood in its own terms, as well as in the context of objective investigation.

I am confident that this book, which seeks to explain the principles of Tibetan medicine in an accessible way, will be of especial benefit to those who wish to receive medical treatment from a Tibetan physician. At the same time it will provide an opportunity for general readers to develop a better understanding of this valuable, but often overlooked aspect of the Tibetan cultural heritage.

September 29, 1998

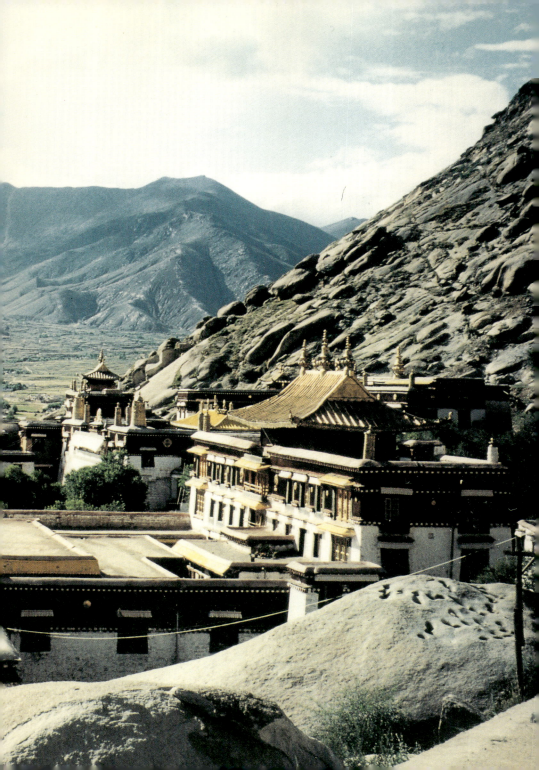

Einleitung

*D*ie Tibeter haben ihre traditionelle Medizin mit einem Erfahrungsschatz aus über 2000 Jahren immer auch als Ausdruck ihrer Kultur angesehen. Das ist bis heute so geblieben und es gibt wohl kein anderes Land, in dem die Medizin mit dem eigenen Verständnis von Kultur derart gleichgesetzt wird. Die Erklärung dafür ist einfach: Die Heilkunde war immer eingebettet in den buddhistischen Glauben der Tibeter und eine Hilfe, sich in diesem Glauben zu verwirklichen.

Die tibetische Medizin ist bis zur endgültigen Besetzung Tibets durch die Chinesen 1959 eine Art Geheimlehre gewesen, über die bis dahin nur einige wenige Wissenschaftler berichtet hatten. Im Westen ist das Interesse an der tibetischen Medizin erst langsam erwacht. Es ist eng mit der Person des Dalai Lama verbunden, der sich ab Ende der Siebzigerjahre mit seinem Eintreten für Frieden und Gewaltlosigkeit dem Bewusstsein der Weltöffentlichkeit immer stärker einprägte. Seitdem haben die Publikationen über tibetische Medizin enorm zugenommen und auch das Interesse westlicher Buddhisten an der tibetischen Medizin ist in den letzten Jahren ständig angewachsen. Beide Faktoren haben zusammengewirkt, die tibetische Medizin, die von der medizinischen Fachwelt bis vor kurzem überhaupt nicht wahrgenommen wurde, als eigenständiges Medizinsystem und – weit darüber hinaus – als einzigartige buddhistische Medizin populär zu machen. Auch die allgemeine Hinwendung des Publikums zu sanften Heilweisen hat dabei eine wichtige Rolle gespielt.

Es ergibt sich das faszinierende Bild einer allmählichen Einkreisung des Mythos Tibet und seiner Medizin, anfangs eher durch Anthropologen und Ethnomediziner, dann seit den Achtzigerjahren auch durch interessierte Ärzte und in den letzten Jahren zunehmend durch die Medien.

Gerade durch das Interesse der Medien ist aber in letzter Zeit viel Verwirrung entstanden. Das Publikum weiß eigentlich nicht so recht, was denn die tibetische Medizin eigentlich ist und wie man sie sich nutzbar machen kann. Tibetische Arzneien werden vielerorts als Wunder- und Allheilmittel angesehen und konsumiert, als seien es harmlose Vitaminpillen. Dieser Ratgeber soll der verständlichen Unsicherheit unter den Patienten abhelfen, die von ihren Hausärzten kaum einen fundierten Rat erhoffen können, und eine moderne, allgemein verständliche Interpretation der tibetischen Heilkunde aus der Sicht eines westlichen Arztes geben.

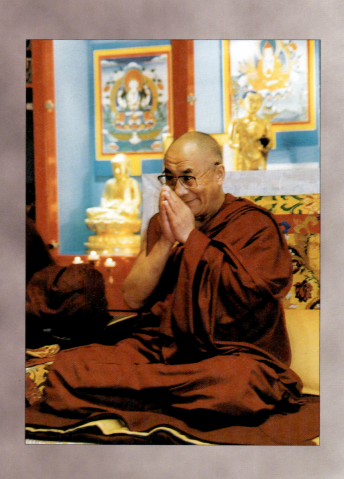

Tibetische Heilkunde – eingebettet in den buddhistischen Glauben

Für die Menschen des Ostens, für Buddhisten und Hindus, dreht sich das Rad der Wiedergeburten seit anfangsloser Zeit. Christliche Missionen haben im Osten keinen großen Erfolg gehabt. Daraus könnte man schließen, dass die abendländische Vorstellung eines einmaligen Lebens und damit einer einmaligen Chance, sich Himmel oder Hölle zu verdienen, für einen Inder oder Tibeter wenig Anziehendes hat.

Ein Buddhist hat in jedem Leben die Chance, mit der Hilfe seines Gurus – und seines Arztes – die Buddhanatur, die in ihm schlummert, zu erwecken und zu vervollkommnen. Hat er einmal die Erleuchtung erlangt, dann haben die Wiedergeburten ein Ende. Was hat das mit der Medizin zu tun? Nur im menschlichen Körper kann jener Zustand erreicht werden, den die Buddhisten Erleuchtungsbewusstsein nennen, aber es ist schwierig, eine Wiedergeburt als Mensch zu erlangen. Darum ist der Körper ein kostbares Gut, mit dem man pfleglich umgehen muss. Zu seiner Gesunderhaltung und Heilung braucht man die Kunst des Arztes.

Nach dem Tode verlässt die Seele des Menschen – die Tibeter sprechen von einem Bewusstseinskontinuum – den Körper. Sie ist als „Bardowesen" untrennbar mit der „immerwährenden Lebensenergie" verbunden, die man sich „feinstofflich" denken muss. Also etwa wie das Licht, das ja gleichzeitig Energie und Materie ist. Der Begriff des Feinstofflichen wird noch häufiger auftauchen: Im Osten kennt man viele Abstufungen der Materie bis in unsichtbare, ja geisthafte Bereiche hinein, die dem Westen unbekannt sind. Leider lässt es sich nicht vermeiden, dass Sie auf den folgenden Seiten immer wieder mit buddhistischen Begriffen konfrontiert werden. Das ergibt sich einfach aus der engen Verflechtung der tibetischen Medizin mit dem Buddhismus.

Das geisthafte Bardowesen tritt in eine Zwischenwelt – den Bardo – ein und inkarniert sich unter dem Zwang seines Karmas normalerweise nach spätestens 49 Tagen von neuem als Mensch. Nur bei erleuchteten Meistern, die aus Liebe und Mitgefühl freiwillig wiederkommen, um den Menschen auf ihrem schwierigen spirituellem Weg zu helfen, kann diese Periode auch sehr viel länger sein. Das Bardowesen gelangt während des Geschlechtsverkehrs seiner zukünftigen Eltern in die Gebärmutter und verbindet sich mit Ei und Samenzelle zu einer joghurtähnlichen Masse. Aus ihr entsteht der Embryo, der seine materiellen Anteile von Vater und Mutter, sein Bewusstsein und seine Lebensenergie aber von dem Bardowesen erhalten hat.

Menschen, die während oder am Ende ihres Lebens die Erleuchtung erlangt haben, werden nicht wiedergeboren, sie treten nicht in den Bardo ein. Uns anderen, normalen Sterblichen bleibt nichts anderes übrig, als sich in jenen Zwischenzustand, eine lockende Geisterwelt voller Schrecken, hineinziehen zu lassen. Diese Reise durch die Welt des Bardo wird im Tibetischen Totenbuch sehr genau beschrieben… (E. Dargyay, Das tibetische Buch der Toten).

Das Karma: eine uralte Geschichte

Die Lamas sagen uns, dass wir auch als Affen wiedergeboren werden können oder als Insekten oder als Halbgötter. Eine Wiedergeburt als Mensch setzt schon ein gewisses gutes Karma voraus. Was ist das: Karma? Es ist die Summe aller guten und schlechten Taten in vergangenen Leben, deren Früchte wir jetzt ernten. Sie mögen uns Glück bringen oder Leid, Wohlstand oder Elend. Und unser Verhalten heute stellt die Weichen für zukünftige Leben. Schlechtes Karma zu verbrennen und gutes Karma anzuhäufen, indem man der Lehre des Buddha folgt, das gibt dem Leben eines Buddhisten seinen Sinn. Ein langes Leben ist da natürlich sehr vorteilhaft und hier wiederum kommen die tibetischen Ärzte ins Spiel: Manchen ihrer Pillen wird eine gesunderhaltende und verjüngende Kraft nachgesagt.

Wer ein schlechtes Karma hat, wird vielleicht öfter und schwerer krank als andere Menschen. Nach der Medizinlehre der Tibeter wirkt das

Karma zu einem nicht abschätzbaren Anteil an allen Krankheiten mit, und sie kennt 101 Krankheiten, die eine karmische Ursache haben. Manche davon sind unheilbar, andere können nur durch den zusätzlichen Einsatz bestimmter spiritueller Techniken geheilt werden. Dazu gehören Lepra, Tumorleiden und bestimmte Psychosen, die in diesem Leben vielleicht heilbar sind, in der nächsten Inkarnation aber wieder auftreten.

Das Karma wird von Geburt zu Geburt zusammen mit dem Bewusstsein des Bardowesens übertragen. Es ist an den Geist gebunden und kann sich bei allen Krankheiten auswirken, die einen geistig-seelischen Hintergrund haben. Auch hierzulande weiß heute jeder Laie, welchen Einfluss positives Denken auch auf schwere Krankheiten wie Krebs haben kann – und umgekehrt.

Der Körper als Spiegelbild des Kosmos

Die Tibeter betrachten die fünf Elemente Erde, Wasser, Feuer, Wind (Luft) und Äther (Raum) als die Bausteine des Kosmos. Praktisch arbeitet man in der Medizin mit vier Elementen, die auch als die Großen Elemente bezeichnet werden, denn der Äther durchdringt die anderen Elemente und ist in ihnen enthalten. Diese Elementenlehre, welche ähnlich auch die alten Griechen entwickelt hatten, ist ein Eckpfeiler des tibetischen Heilsystems. Der menschliche Körper ist nichts anderes als ein Kosmos im Kleinen, denn er formt sich aus den gleichen Elementen. Natürlich gilt das auch für die Tiere und Pflanzen, von denen wir uns ernähren und deren Heilkraft wir nutzen. Die Sorge für unsere ganze Umwelt, also ein ökologisches Bewusstsein, ist auch aus dieser Sicht fester Bestandteil buddhistisch-tibetischen Denkens.

Die Elemente sind feinstoffliche Materie. Sie treten nur in zusammengesetzter Form grobstofflich-materiell in Erscheinung und sind oft nur an ihren Auswirkungen zu erkennen, etwa so wie die Atome, die wir ja auch einzeln nicht wahrnehmen können. Oder wie ein Gas, das Sie im besten Fall riechen, aber nicht sehen können. Sie können sich die Elemente auch als kosmische Energien vorstellen, die sich in der sichtbaren Welt und im Körper materialisieren. Diese Doppelbedeutung wird uns immer wieder da begegnen, wo von Feinstofflichkeit die Rede ist: Sie bedeutet immer zugleich Materie und Energie. Im einen Fall mag es sich eher um unsichtbare Materie, im anderen um eine energiereiche Strahlung handeln, ohne dass sich dies näher definieren ließe.

Jedes Element hat ganz bestimmte Eigenschaften wie heiß oder kalt, feucht oder trocken, leicht oder schwer und andere. In jedem Element sind die Eigenschaften verschieden gemischt, manche wirken gleichsinnig, andere gegensätzlich. Nichts auf dieser Welt entsteht, reift, verwandelt sich und vergeht ohne den Einfluss der Elemente und ihrer Energien. Das gilt für tote Materie genauso wie für alle lebenden Strukturen und damit für den Menschen. Die Elemente, die im Ei und im Sperma der Eltern enthalten sind, liefern nicht nur die physikalischen Bausteine für den neuen Körper, sondern auch die Energien, die das Wachstum lenken.

Am Ende des Lebens, im Prozess des Sterbens verlieren die Elemente ihre Energie und verlöschen nacheinander in bestimmten Stadien. Wenn jedes Element sich aufgelöst hat, dann tritt der Tod ein.

Der feinstoffliche Körper: Was ist das?

Was Sie bis jetzt gelesen haben, ist Ihnen vielleicht in gewisser Weise fremd, aber möglicherweise doch einsehbar. Was ich Ihnen jetzt schildere, mag Ihnen aber geradezu unglaubhaft vorkommen, in jedem Fall sehr mystisch und geheimnisvoll.

In esoterischen Büchern und Magazinen ist oft die Rede von einem Astral- oder Doppelkörper: Begriffe, die meist sehr vage umschrieben und nicht genau definiert werden. Sie stammen aus dem Sprachschatz des Ostens und sind unserem naturwissenschaftlich geprägten Denken absolut fremd.

Die Tibeter sprechen nicht von einem Astralkörper – ein Begriff, den die Theosophen verwenden –, sondern von einem feinstofflichen Körper. Er hat eine ganz eigene, allerdings unsichtbare Anatomie und ist so in der Tat eine Art Doppelkörper. Einen Bezug zu den Sternen hat er nach tibetischer Auffassung aber auch, denn er steht unter dem Einfluss der Planeten, also kosmischer Energien.

Woher kennt der tibetische Arzt die Anatomie und die Funktion des feinstofflichen Körpers, wenn er doch unsichtbar ist? In den medizinischen Texten wird er kaum erwähnt, obgleich eine ganze Reihe von Heilmaßnahmen auf ihn zielen, aber er spielt eine große Rolle in buddhistischen Abhandlungen, die sich mit tantrischer Meditation, der höchsten Stufe der Weisheit, beschäftigen. Es wird gesagt, dass ein vollendeter Meister spiritueller Weisheit in der Meditation eine vollkommene Schau des feinstofflichen Körpers gewinnen kann. Er benutzt sie, um diesen Träger der Lebensenergie schlechthin zu kontrollieren und zu manipulieren. Etwa so, wie wir auf einer relativ einfacheren Ebene lernen können, mit dem autogenen Training unser vegetatives Nervensystem und damit viele unbewusst ablaufende Lebensvorgänge unter Kontrolle zu bringen.

Der feinstoffliche Körper besteht aus „Tropfen", „Kanälen" und „Winden". Die viskose Masse in der Gebärmutter, in die sich das Bardowesen einnistet, besteht aus einem weißen „Tropfen" aus dem Samen des Vaters und einem roten aus dem Blut der Mutter. Hier entsteht das „Herzzentrum" des neuen Menschen. In seiner Mitte ruht der „für immer unzerstörbare Tropfen", der mit dem Bewusstseinskontinuum und der subtilen Lebensenergie des Bardowesens identisch ist und sich mit den beiden anderen „Tropfen" verbunden hat. Das Herzzentrum entspricht aber nicht dem Organ Herz und wird durch eine Herztransplantation nicht berührt.

Daraus bilden sich viele Kanäle, die den ganzen Körper durchdringen und in denen die Lebensenergie zirkuliert. Die wichtigsten sind der Zentralkanal in der Körpermitte und zwei Seitenkanäle rechts und links davon, in denen gegensätzliche Energieströme – „Winde" – fließen, die von dem roten und dem weißen Tropfen des Herzzentrums ausgehen. Sie entsprechen den Elementen Feuer und Wasser und damit der Sonnen- und der Mondenergie. An bestimmten Stellen – den Chakren – wird der Zentralkanal von den Seitenkanälen umschnürt, sodass keine Winde in dem Zentralkanal fließen können – in ihm steigen lediglich Anteile des weißen und des roten Tropfens zum Scheitelchakra auf beziehungsweise sinken zum Nabelchakra ab. Aus dem „immerwährenden Lebenswind" – der Lebensenergie – des Bardowesens entstehen in vielen Abstufungen immer gröbere Winde bis hin zu denjenigen, die später alle physiologischen Körperprozesse regulieren und die wir noch als „Säfte" oder „Körperenergien" kennen lernen werden.

Gelingt es einem tantrischen Meister, in der Meditation mit der Kraft seiner Konzentration die Winde, die in den Kanälen des feinstofflichen Körpers zirkulieren, in den beiden Seitenkanälen zu sammeln und im Zentralkanal aufzulösen, dann vereinigt er die gegensätzlichen Energien von Sonne und Mond und schafft damit die Grundlage des Erleuchtungsbewusstseins. Es ist ein äußerst schwieriger und gefährlicher Weg, denn normalerweise treten die Winde nur am Ende des Lebens in den Zentralkanal ein, und das bedeutet Tod – und nicht Erleuchtung.

Es ist schon faszinierend zu sehen, wie die tibetischen Meister in der Meditation den normalen Sinnen Verborgenes erschließen. Sie arbeiten damit und gewinnen ungeahnte Kräfte über die Materie. Sie werden zu Yogis, Meistern über Geist und Materie. Und sie können, wenn sie sich für eine neue Wiedergeburt entscheiden, um den Menschen eine Leuchte auf dem Pfad zu sein, den der Buddha gewiesen hat, über Ort und Zeit ihrer Wiedergeburt selbst bestimmen. Das beweist zumindest indirekt, dass das Konzept des feinstofflichen Körpers mehr ist als ein reines Denkmodell. Wer es als mystisches Gefasel abtun möchte, sollte sich daran erinnern lassen, dass auch die vierdimensionale Raum-Zeit, die von der modernen Physik in mathematischen Formeln beschrieben wird, für unsere Sinne nicht erfahrbar und sprachlich nicht mehr ausdrückbar ist.

Ich will hier eine Geschichte einflechten, die erklären mag, was mit „Kräften über die Materie" gemeint ist:

Im Norden Tibets lebte in einem großen Kloster ein weithin berühmter Meister. Er hieß Tengye Rinpoche und war schon sehr alt. 1958 besetzten chinesische Truppen das Kloster und trieben die Mönche im Hof zusammen. Nur einige hohe Lamas wurden abgesondert und in ihren Zellen eingesperrt. Der alte Meister wurde als erster verhört, aber die Chinesen bekamen nicht viel aus ihm heraus. Sie verschlossen die Tür und gingen zunächst in die anderen Zellen. Als sie später zurückkamen, war das Zimmer leer. Kein Lama, kein Körper, keine Kleider, nichts. Die Chinesen suchten überall – der Lama war nirgends zu finden. Aber alle Mönche, die auf dem Hof versammelt waren, hatten einen Regenbogen gesehen, der vom Himmel direkt zur Zelle des Meisters führte. Für sie war das der Beweis, dass sein Körper sich in einen Regenbogen verwandelt hatte und in den Himmel aufgestiegen war: Der verwandelte Körper eines verwirklichten Buddha wird auch „Regenbogenkörper" genannt, weil von ihm ein wunderbares Leuchten in vielen Farben ausgeht. Die Chinesen glaubten das schließlich selber und forderten späterhin hohe Lamas auf, es dem Tengye Rinpoche gleichzutun, um ihre Meisterschaft zu beweisen. Sie konnten das nicht und wurden gefoltert.

Seine Wiedergeburt lebt übrigens heute in einem tibetischen Kloster in Südindien.

Unglaublich? Ich kenne viele solcher Berichte auch aus unserer Zeit. Und die legendären Biographien tibetischer Heiliger sind voll davon. Solche „Wunder" sind für einen Tibeter ganz natürlich und nichts anderes als ein Zeichen vollendeter Erleuchtung.

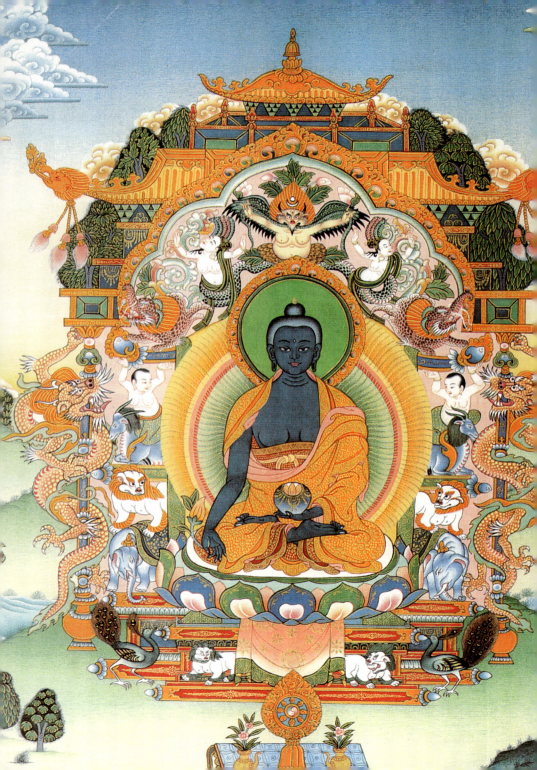

Die Geschichte der tibetischen Medizin

Nach einer Legende hat der Buddha selber den Menschen die Heilkunde verkündet. Und die Tibeter meinen, dies sei auch der Ursprung ihrer Medizinlehre: Im Norden Indiens soll es eine mythische Stadt gegeben haben, in der alle Heilkräfte der Natur angesammelt waren. Es war eine wunderbare Schöpfung des Buddhas Sakyamuni. Um die Stadt herum gab es vier Berge, nach den vier Himmelsrichtungen zu gelegen, in denen alle Bäume, Pflanzen und Kräuter wuchsen, die heilend wirken. Es gab heiße Quellen und Quellen mit kühlenden Mineralwässern. Das Felsgestein enthielt alle Mineralien, die medizinische Kräfte haben, und in den Tälern tummelten sich friedvolle Tiere. Auch sie haben bestimmte Organe, die medizinisch verwendbar sind. Inmitten der Stadt stand ein Palast aus durchsichtigem Kristall. Er ruhte auf 16 000 Säulen, die aus den fünf göttlichen, heilkräftigen Edelsteinen – Gold, Silber, weiße und rote Perlen und Lapislazuli – gebildet waren. Und inmitten des Palastes saß der Buddha selbst in seiner Erscheinungsform als Höchster Heiler – als Medizinbuddha – auf einem Thron aus Lapislazuli, umgeben von Weisen und Heiligen. Buddha Sakyamuni in seiner Erscheinungsform als Medizinbuddha (siehe Abbildung links) wird Bhaisajyaguru genannt.

Zu Zeiten des Buddha und in den Jahrhunderten danach gab es Gilden von wandernden Ärzten und Asketen, die aus der brahmanischen Gesellschaft ausgegrenzt waren. Sie galten als unrein. In dieser Zeit hat sich aus der magisch betonten Vedischen Medizin des alten Indien eine neue Lehre abgegrenzt, die auf exakter Beobachtung und Erfahrung basierte. Sie hat sich zusammen mit dem Buddhismus und gebunden an die frühen buddhistischen Klöster im Laufe von Jahrhunderten über Nordindien und die Seidenstraße bis in den Fernen Osten ausgebreitet, denn ähnlich wie auch bei uns noch im Mittelalter betreuten heilkundige Mönche nicht nur ihre Mitbrüder, sondern auch die Bauern, welche für die materielle Basis der Klostergemeinschaften sorgten. Sie waren die eigentlichen Wegbereiter der Missionierung. Damals und bis in dieses Jahrhundert hinein

■ Die Geschichte der tibetischen Medizin

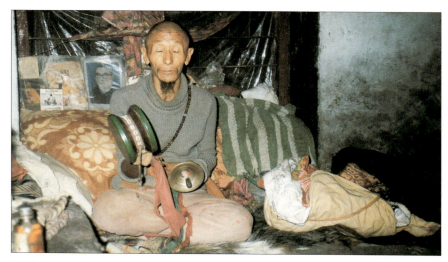

Noch heute gibt es im Himalaja und in Sibirien Bön-Schamanen.

war die Heilkunde eines der Fächer, in denen die Mönche unterwiesen wurden und so von Anfang an im Mönchstum fest verankert.

Man weiß wenig von der frühen Geschichte Tibets. Tibet wurde damals von Nomaden bewohnt, Anhängern der Bön-Religion, die vor dem Siegeszug des Buddhismus in ganz Zentralasien verbreitet und mit einer schamanistischen Heilkunde verbunden war. Krankheit wurde als Strafe für die Verfehlungen des Menschen angesehen, der dafür von Dämonen heimgesucht und rituell mit Gebeten, Beschwörungen und Opfergaben behandelt wurde. Es gab aber auch eine Kräuterheilkunde, um die von den Dämonen hinterlassenen Schäden auszukurieren. Solche Bön-Schamanen, die Dämonen und böse Geister austreiben und durchaus bemerkenswerte Fähigkeiten als Heiler haben, gibt es auch heute noch im Himalaja und in Sibirien, wahrscheinlich auch andernorts in Zentralasien.

Die Bön-Religion existiert in Tibet und im Exil auch heute noch, hat sich aber weitgehend dem tibetischen Buddhismus angeglichen. Auch eine Bön-Medizin, die mit Schamanismus nichts mehr zu tun hat, wird sogar im Westen noch praktiziert – davon wird noch die Rede sein.

Heilige und Wunderheiler im Land des Schnees

Der 32. König Tibets, Song Tsen Gampo (617–649), dehnte seine Grenzen westlich bis zum Hindukusch, dem heutigen Grenzgebiet zwischen Afghanistan und China, nach Norden bis zum Tarimbecken im heutigen Turkestan und im Süden bis an die Südhänge des Himalaja aus. Tibet kommt damit zum ersten Mal in seiner Geschichte mit der Seidenstraße in Berührung, dem uralten Handelsweg, der den Fernen Osten mit dem Mittelmeerraum verbunden hat und über den sich seit dem 1. Jahrhundert n. Chr. der Buddhismus bereits bis nach China hin ausgebreitet hatte. Durch den Kontakt mit der persisch-arabischen, der chinesischen und indischen Kultur bekamen die Tibeter natürlich auch Kenntnis von der jeweils damit verbundenen Heilkunde.

Der König wurde Buddhist, entwickelte eine eigene Schrift und schuf damit die Voraussetzung für einen regen geistigen Austausch mit China und Indien durch Übersetzungen buddhistisch-philosophischer und auch medizinischer Literatur. Damit waren die Vorbedingungen für die Entwicklung einer eigenständigen tibetischen Medizin erfüllt, bei der die Bön-Medizin, die chinesische und die inzwischen hinduisierte indische Medizin Pate standen. Der tragende Pfeiler war aber die buddhistische Medizin, wie sie sich nach des Buddhas Tod in Indien und Zentralasien bereits ausgebildet hatte.

Die Hüter der medizinischen Tradition waren die großen Klöster, die damals überall in Tibet entstanden. Aber es gab auch einzelne Arztfamilien, in denen die Heilkunde von Generation zu Generation übermittelt wurde, und zahlreiche kleine medizinische Schulen, außerdem Arzneibücher, Handbücher für den Praktiker und Rezeptbücher der tibetischen Medizin, die nach der Übernahme des Buddhismus durch die Mongolen im 13. Jahrhundert ihren Weg bis nach Sibirien und in die asiatischen Steppen Südrusslands fanden.

Das Standardwerk der tibetischen Medizin sind die sogenannten „Vier Tantras". Es ist in Versform geschrieben und enthält insgesamt 5900 Verse in 156 Kapiteln, die von den Studenten der tibetischen Medizin noch

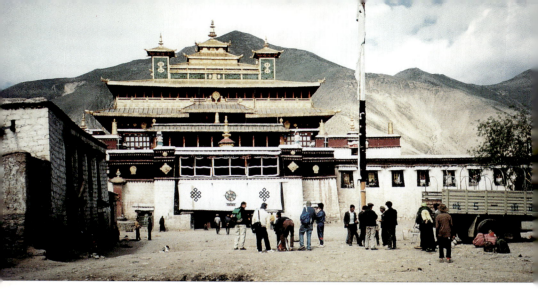

Das Kloster Samye in Zentraltibet wurde von Padmasambhava gegründet und war früher Sitz einer Medizinakademie.

heute auswendig gelernt werden. Lediglich die ersten beiden Tantras sind bis jetzt in fremde Sprachen übersetzt worden.

Die „Vier Tantras" sind mit dem Namen Padmasambhavas verbunden, eines berühmten buddhistischen Heiligen, der 810 von Indien nach Tibet gekommen ist. Er war ein großer Magier und hat die Götter und Dämonen der Bön-Religion dem buddhistischen Glauben unterworfen. Mit anderen Worten: Er hat sie nicht ausgerottet, sondern ihre Götter und ihre Rituale in den Buddhismus integriert. Einer seiner Schüler (Vairocana) soll die „Vier Tantras" aus dem Sanskrit übersetzt haben. Padmasambhava hat sie zusammen mit anderen wichtigen buddhistischen Werken 883 in dem von ihm gegründeten Kloster Samye versteckt, weil die Zeit noch nicht reif sei, sie zu verstehen. 1038 wurden sie wieder entdeckt. Und in der Tat wurde der Buddhismus in Tibet als Staatsreligion für 200 Jahre praktisch ausgelöscht, ehe es wiederum von Indien aus zu einer Erneuerung kam.

Ein anderer wundertätiger Heiler und Heiliger – er gilt als eine Inkarnation des Medizinbuddhas – war Yuthok Yontan Gonpo (708–833), der mehrere Reisen nach Indien und China gemacht und die von dort mitgebrachten Anregungen in einem Kommentar zu den Vier Tantras niedergelegt hat. Sie wurden im 11. Jahrhundert von einem ebenso berühmten Arzt gleichen Namens – er stammte wahrscheinlich aus der gleichen Familie – nach ihrer Wiederauffindung in ihre heutige Form gebracht.

Yuthok der Ältere hat in seinem langen Leben die Eigenständigkeit der tibetischen Medizin und ihre bis heute ununterbrochene Traditionskette begründet und für ihre Ausbreitung in ganz Tibet gesorgt. Seine religiöse Hingabe war so groß wie sein umfassendes medizinisches Wissen und ihm ist die Verschmelzung der zeitgenössischen Medizinlehren ganz Asiens mit dem Mahayana-Buddhismus in erster Linie zu verdanken. Dieser große Arzt war ein Mönch. Er heiratete noch mit 100 Jahren, damit seine Söhne die von ihm geschaffene Medizinlehre weitergeben konnten.

Wie von allen Heiligen und großen Heilern in der Geschichte Tibets werden auch von ihm viele Wundertaten berichtet. In der Stunde seines Todes öffnete sich der Himmel und alle, die um den Sterbenden versammelt waren, sahen darin den juwelenglänzenden Palast des Medizinbuddhas, mit dem Buddha selbst auf dem Thron aus Lapislazuli. Der Himmel erfüllte sich mit Lichtern und Regenbögen, und der Körper Yuthoks löste sich in regenbogenfarbenes Licht auf, das langsam zum Himmel entschwebte – ein sicheres Zeichen, dass er im Sterben die Erleuchtung erlangt hatte.

Die Gottkönige Tibets reformieren die Medizin

Tibet war seit der Mitte des 9. Jahrhunderts politisch zerrissen und in viele kleine Herrschaftsbereiche aufgeteilt. Dementsprechend fehlte auch – anders als im benachbarten chinesischen Reich – eine zentrale Lehr- und Ausbildungsstätte für Ärzte. Es gab in den Klöstern viele kleine Medizinschulen unterschiedlicher Qualität, in denen die alten medizinischen Texte unterschiedlich interpretiert wurden. Das änderte sich erst mit dem Regierungsantritt des V. Dalai Lama im Jahr 1642.

Der „Große Fünfte" vereinigte Tibet wieder zu einem zentralistisch regierten Staat und schuf damit auch die Basis für eine Vereinheitlichung

Die Geschichte der tibetischen Medizin

der Medizinlehre. Er förderte zahlreiche neue Übersetzungen aus der medizinischen Literatur vor allem Indiens, regte die Herstellung neuer Medikamente – der Juwelenpillen – an und plante den Bau einer zentralen Medizinschule in Lhasa. Er ist auch der Erbauer des berühmten Potala, des Palastes der Dalai Lamas in Lhasa.

Sangye Gyatso (1653–1705), der 1682 nach dem Tod des Dalai Lama die Regentschaft in Tibet übernahm, war ebenfalls ein Kenner und Förderer der Medizin. Er realisierte den Plan des Dalai Lama und eröffnete das Chakpori-Medizininstitut in Lhasa, überarbeitete und systematisierte die „Vier Tantras" und schrieb dazu einen Kommentar – den berühmten Blauen Beryll, der bis heute Bestandteil des Medizinstudiums ist. Der Regent wollte verhindern, dass die Medizinlehre je wieder falsch interpretiert werde und degenerieren könne. Deshalb gab er 79 Thangkas (Rollbilder) in Auftrag, auf denen die gesamte Lehre einschließlich der Pflanzenheilkunde bildlich dargestellt wurde. Einige Kopien dieses „Atlas der Medizin" existieren noch in Lhasa und in Ulan-Ude in Burjatien und sind

Der Potala, der berühmte Palast der Dalai Lamas in Lhasa, wurde 1645–1694 vom V. Dalai Lama erbaut und nach dessen Tod vom Regenten Sangye Gyatso vollendet.

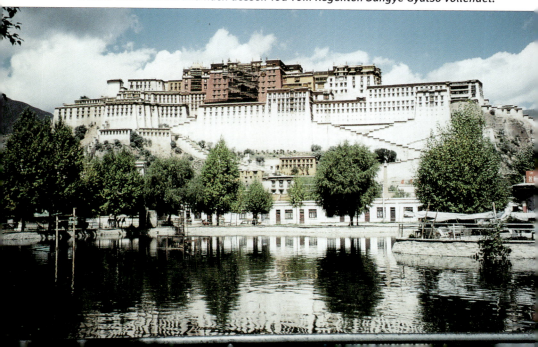

Die Gottkönige Tibets reformieren die Medizin

inzwischen auch im Westen in Buchform ediert worden. Die Thangkas sind heute eine Fundgrube für Botaniker und Pharmakologen, die sich um eine Identifizierung der tibetischen Heilpflanzen bemühen – ganz abgesehen von ihrer Bedeutung als Dokument einer Hochkultur, die während der chinesischen Kulturrevolution weitgehend zerstört wurde.

Die Chakpori-Medizinschule war nur Mönchen zugänglich. Sie war in der Tat ein Kloster. Die Studenten wurden bis 1959, bis zur vollständigen Zerstörung des Institutes durch die Chinesen, aus 64 Gelugpa-Klöstern ausgesucht und mussten von der Regierung bestätigt werden. Die Studienzeit war nicht begrenzt, sie konnte zwischen vier und sechs Jahren dauern. Danach praktizierte der neu gebackene Doktor noch für ein Jahr mit einem erfahrenen Lehrer. Er behandelte aber am Tag nicht mehr als neun bis zehn Patienten, 50 bis 60 waren es in der gesamten Ambulanz des Klosters.

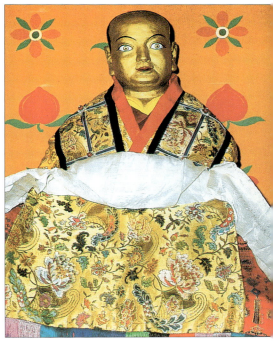

Statue des Regenten Sangye Gyatso im Mentse Khang in Lhasa (heute: Traditional Medicine Hospital of the Tibet Autonomous Region)

Der XIII. Dalai Lama (1895–1933) gründete eine weitere Medizinschule in Lhasa, den berühmten Mentse Khang. Hier wurden erstmals auch Laien zum Medizinstudium zugelassen, je einer aus den verschiedenen Bezirken Tibets. Sie machten ungefähr die Hälfte der etwa 100 Studenten aus, die anderen waren Mönche. Aber auch hier waren es bis 1959 nicht mehr als zehn bis 15 Patienten pro Tag, die ambulant betreut wurden. Erfahrenere Ärzte machten gewöhnlich nach einer gewissen Zeit – so ist es

25

■ **Die Geschichte der tibetischen Medizin** ■

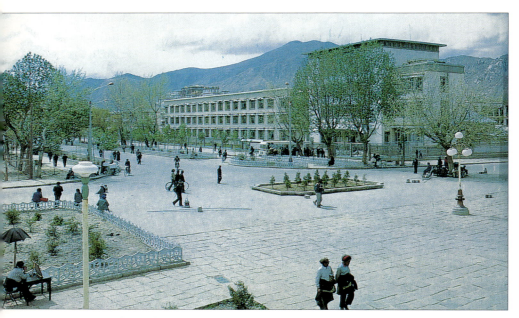

Das Traditional Medicine Hospital of the Tibet Autonomous Region

auch heute im Exil noch – eine Privatpraxis auf und behandelten täglich bis zu 90 Patienten. Daneben gab es auch weiterhin andere Ärzte, die ihr Wissen vom Vater oder einem angesehenen Arzt erhalten hatten. Der Bedarf an Ärzten in dem riesigen Land konnte durch die beiden Hochschulen Lhasas bei weitem nicht gedeckt werden. Im Ganzen weiß man aber sehr wenig über die medizinische Versorgung der Tibeter in jener Zeit. Die Archive sind zerstört, die alten Ärzte verstorben, und im Exil hatten die Tibeter zunächst andere Sorgen, als ihre Vergangenheit aufzuarbeiten.

Der Mentse Khang bestand auch nach der chinesischen Besetzung 1959 weiter und wurde sozusagen auf Sparflamme gehalten. Erst in den Achtzigerjahren flossen die Gelder aus der Staatskasse reichlicher. Heute gibt es ein modernes Hospital, das „Traditional Medicine Hospital of the Tibet Autonomous Region" mit 200 Betten und einer großen Ambulanz für 500 bis 600 Patienten täglich.

Man verlässt sich in Lhasa heute nicht mehr auf die Pulsdiagnose allein, sondern hat auch Abteilungen für Röntgen, EKG, Ultraschall und Labors eingerichtet, die von Tibetern mit einer Ausbildung in westlicher Medizin geleitet werden. Mehrere Ärzte am Hospital haben inzwischen auch Diplome in beiden Systemen. Hier hat die Laisierung und die Annäherung an die westliche Medizin ihren bisherigen Höhepunkt erreicht: Die traditionelle Medizin ist dabei weitgehend von ihrem buddhistischen Hintergrund entkoppelt worden. Inzwischen gibt es im ganzen Gebiet des Rumpftibet, der so genannten Autonomen Region, Zweigstellen des Hospitals, auch einige kleine Medizinschulen und Krankenhäuser für traditionelle Medizin, ebenso in den angrenzenden chinesischen Provinzen, die weitgehend von Tibetern bewohnt werden. Vielerorts zieht die Landbevölkerung aber die billigeren westlichen Medikamente den tibetischen Kräuterpillen vor.

Der XIV. Dalai Lama hat 1961 im Exil in Dharamsala in Nordindien wieder eine Medizinschule errichtet, der später eine Abteilung für Astrologie angegliedert wurde. Dieses Tibetan Medical & Astro Institute (Men-Tsee-Khang) bildet heute jährlich etwa 35 Studenten aus. Es hat jetzt knapp 40 Zweigkliniken in ganz Indien und eine in Amsterdam, an denen die Ärzte nach Abschluss ihres fünfjährigen Studiums zwei Jahre praktisch arbeiten müssen. Daneben gibt es eine Reihe von Privatärzten und im ganzen südlichen Himalaja von Sikkim bis Ladakh viele Hunderte von Heilern, die sich ihre Arzneien selbst herstellen.

Dr. Trugawa Rinpoche, Mönchsarzt und einer der erfahrensten tibetischen Ärzte, der auch häufig nach Deutschland kommt, hat vor einigen Jahren in Sikkim eine eigene Medizinschule, das Chakpori-Institut, gegründet. Hier wird besonderer Wert auf die Vermittlung der buddhistischen Medizinphilosophie gelegt. Auch in Bhutan, das für Einzelreisende nicht zugänglich ist, gibt es seit dem Ende der Achtzigerjahre eine Medizinschule und ein kleines Krankenhaus für tibetische Medizin.

Wie schon oft in der Geschichte der tibetischen Medizin gehen die exiltibetischen Ärzte auch heute wieder auf Wanderschaft, wenn auch komfortabler als früher, und behandeln Patienten in aller Welt.

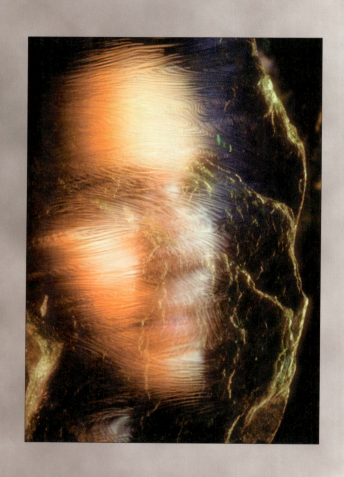

Körpersäfte und Geistesgifte:
Wie Krankheiten entstehen

Der Körper besteht aus Materie in vielfältiger Abstufung von grob bis fein: Die fünf Elemente sind seine Basis. Sie sind feinstofflich. Die drei Körpersäfte oder Körperenergien regulieren alle Körperfunktionen. Sie sind ebenfalls feinstofflich. Das Blut, die Knochen, Muskeln, Sinnes- und inneren Organe usw. sind grobstofflich.

Die tibetischen Ärzte haben nicht operiert und keine Leichen seziert; ihre anatomischen Vorstellungen, auch vom Verlauf der Blutgefäße und Nerven, sind mit denen der modernen Medizin nicht vergleichbar.

Die Körpersäfte oder -energien „Wind", „Schleim" und „Galle" können grobstofflich gesehen werden und entsprechen dann dem Atem, der Gallenflüssigkeit und der Schleimsekretion des Magens. Das sind stofflich-biologische Flüssigkeiten, welche auch unsere alten Ärzte gekannt haben. Man kann sie aber auch als feinstoffliche Energieströme interpretieren. Entsprechend unserer eigenen Tradition einer Säftelehre, die immerhin bis ins vorige Jahrhundert hinein Bestand hatte, reden wir meist von „Säften", die Tibeter selbst neigen in den letzten Jahren dazu, bei Übersetzungen ins Englische von „Körperenergien" zu sprechen. Wie wir schon bei den Elementen gesehen haben, gibt es dafür in der tibetischen Medizinliteratur keine feste Definition.

Bei *Wind* ist eine Interpretation als „Energie" sicher nahe liegender als bei den übrigen Säften. Seine Basis oder Energiequelle ist das *Element Wind (oder Luft)*. Die Tibeter sagen, dass Wind mit dem Bewusstsein untrennbar verbunden sei wie ein Reiter mit seinem Ross. Wenn wir plötzlich einen Schmerz verspüren, der uns Angst macht, dann ist es Wind, der die Botschaft „Schmerz" dem Hirn übermittelt, ihn bewusst werden lässt und die entsprechende Reaktion auslöst. Und wenn wir dann vor Angst starr werden und uns zusammenkrümmen, dann ist es wieder Wind, der die Körperbewegung auslöst. Alles, was flüchtig ist im Körper und schnell abläuft, was eilt wie der Wind, das steht unter dem Einfluss von Wind. Das sind unter anderem die *Atmung,* die *Blutbildung* und die *Verteilung des Blutes im Körper,* die *Aktivität der Muskeln* und die *Funktion der Sexual- und der Sinnesorgane.* Wind hat aber auch etwas zu tun mit der Klarheit der Sinne und der Gedanken, dem *Gedächtnis* und der *Konzentration,* mit *Körperkraft* und *Willensstärke.* Wenn ein westlicher Forscher heute von der engen Verknüpfung der Psyche mit dem Immun-, dem endokrinen und dem Nervensystem spricht, deren Funktionen blitzschnell durch einige wenige Neurohormone verschaltet werden, dann wird der tibetische Arzt darin die Funktion von „Wind", von Windenergie sehen.

Die anderen beiden Säfte haben mehr stofflichen Charakter als Wind. *Galle* ist mit dem *Element Feuer* verbunden und hat vor allem etwas mit der *Trennung der Nahrungsbestandteile* und der *Erhaltung der Körperwärme* zu tun. Galleenergie ist die Basis für alle „auflösenden", verbrennenden Prozesse, die *Verdauungs- und Stoffwechselprozesse* unserer Anschauung. Sie unterstützt das Sehen und gibt uns eine gesunde Hautfarbe. Sie fördert den Intellekt, die Entschlusskraft und schenkt Mut und Selbstvertrauen.

Schleim basiert auf den *Elementen Erde und Wasser.* Er reguliert die Körperflüssigkeiten und sorgt zum Beispiel für ausreichende Feuchtigkeit in den Atemwegen, den *Bronchialschleim,* für die *Verschleimung der festen Nahrungsbestandteile* und die *Beweglichkeit der Gelenke,* die von ausreichender Gelenkschmiere abhängt. Aber auch die *Unterscheidung der verschiedenen Geschmacksarten und der Sinneswahrnehmungen* ist mit der Schleimenergie verbunden.

Alle Säfte wirken zusammen, um aus der Nahrung deren so genannte „klare Essenz" zu ziehen. Dies ist die Quintessenz der Nahrung. Aus ihr geht die Energie hervor, die zur Bildung und zur Erhaltung des Körpers und seiner Organe notwendig ist. Die richtige Ernährung ist damit ein Schlüssel zur Erhaltung der Gesundheit.

Aber die Säfte sind keine statischen Einheiten und sie fließen auch nicht in ständig gleichem Fluss. In jedem Individuum gibt es eine feststehende Mischung der Säfte, die sozusagen den Bezugsrahmen ausmacht. Sie bestimmt seine Konstitution. Es gibt Menschen, bei denen der Anteil an Wind oder Galle oder Schleim weit überwiegt: Das macht dann Voraussagen über Charakter, Körperbau, Krankheitsneigung und auch die Lebensdauer möglich. Innerhalb dieses Rahmens existieren die Säfte oder Körperenergien zwar in einem bestimmten idealen Verhältnis zueinander, aber das Mischungsverhältnis ändert sich in Abhängigkeit vom Alter und von der Jahres- und Tageszeit. Sie können das gut an der Haut sehen: Bei Kleinkindern ist sie prall-elastisch und kühl („Schleim"), bei jüngeren Erwachsenen fest und gut durchblutet („Galle") und bei älteren Menschen schlaff und trocken („Wind").

In der Kindheit überwiegt Schleim, damit kommen die stabilisierenden und aufbauenden Eigenschaften der Elemente Erde und Wasser zum Tragen. Dann folgt die Reifezeit unter dem Einfluss von Galle, in welcher die körperlichen und intellektuellen Prozesse sozusagen auf vollen Touren laufen (Element Feuer). Im Alter, in der Zeit des körperlichen Um- und Abbaus, überwiegt Wind und wir werden dann anfälliger für Krankheiten, auch solche psychischer Art. Wir frösteln leicht und brauchen eine behütende, wärmende Umgebung (Element Wind).

Im Wechsel der Jahreszeiten sammelt sich Wind im späten Frühjahr im Körper an und macht ihn anfällig für Einflüsse, die Wind zusätzlich vermehren. Windkrankheiten brechen im Sommer aus. Entsprechend sammeln sich Galle im Sommer und Schleim im Winter an – zu Krankheitszeichen kommt es dann im Herbst beziehungsweise am Ende des Winters.

Die Körperenergien pulsieren auch im Laufe des Tages: Wind überwiegt nachts und im Morgengrauen, Galle mittags und um Mitternacht und Schleim morgens und in der Abenddämmerung.

Eine Symphonie von Glauben und Heilen

In den vorangegangenen Kapiteln haben Sie schon einiges über die buddhistische Philosophie, die im Hintergrund der tibetischen Heilkunde steht, gelesen. Dazu gehören die Wiedergeburtslehre, die Lehre vom Karma und den Elementen und der ganze Komplex der Feinstofflichkeit. Sie

Körpersäfte und Geistesgifte: Wie Krankheiten entstehen

alle haben etwas mit der Natur des Menschen und seines Körpers zu tun. Man muss sie kennen, wenn man das „Wissen vom Heilen" – so die Übersetzung der tibetischen Bezeichnung für die Heilkunde – in die Praxis umsetzen will. Aber die tibetische Medizin ist durch ihre enge Verflechtung mit dem Buddhismus auch eine Heilslehre im religiösen Sinne: Sie bezieht immer auch den Zustand des menschlichen Geistes in ihre Überlegungen mit ein.

Nach der Lehre des Buddha ist Leiden Bestandteil unseres Lebens, alles Leben ist leidvoll. Aber das Leiden kann überwunden werden, wenn man die Ursache kennt und entsprechend den Lehren des Buddhas ein religiöses und gutes moralisch-sittliches Leben führt.

Was ist die Ursache des Leidens? Es ist eine Art Verdunkelung des Geistes, eine schwarze Wolke, die verhindert, dass wir die Wahrheit, die Wirklichkeit des Seins erkennen können.

Für die Medizin ergibt sich aus dieser „Unwissenheit" eine ganz tief greifende Konsequenz. Sie hat nämlich drei Wurzeln, die auch als die *Drei Gifte des Geistes* bezeichnet werden und die in direkter Beziehung zu den drei Säften oder Körperenergien stehen. Mit anderen Worten – sie sind die wichtigsten Krankheitsursachen.

Die Drei Geistesgifte sind Begierde, Hass und Verblendung, deren Einfluss auf unser Leben ich so darstellen möchte:

◆ Wenn man mit der Außenwelt in Kontakt tritt, dann will man Dinge, die einem gefallen, besitzen. Man möchte Personen, die man besonders schätzt, an sich binden. Diese *Begierde* bringt die Windenergie aus dem Gleichgewicht.

◆ Wenn sich ihr etwas entgegenstellt, dann empfindet man Abneigung oder *Hass* gegen Personen oder Dinge, die man nur noch negativ bewertet, ohne ihre positiven Seiten zu beachten. Das beeinflusst Galle.

◆ Und *Verblendung* nimmt uns die Möglichkeit, unsere Situation richtig einzuschätzen, uns und die Personen und Dinge unserer Umgebung richtig einzuordnen. Das führt zu Störungen von Schleim.

Die Drei Geistesgifte sind nicht nur die Ursache der Ansammlung von Karma, das dann zu einer ständigen Abfolge von Leid und Glück in diesem und vielleicht auch im nächsten Leben führt, sondern sie verwandeln unseren Geist in Gift und bringen damit auch das Gleichgewicht der Körperenergien durcheinander. Deshalb werden sie von den Tibetern als die primäre Ursache jeder Krankheit angesehen.

Sie ordnen jede Körperenergie einem der Drei Gifte zu:

◆ *Windenergie* der *Begierde*
◆ *Galleenergie* dem *Hass*
◆ *Schleimenergie* der *Verblendung*.

Ungünstige Konstellationen, die karmabedingt untrennbar mit menschlicher Existenz verbunden sind, kann man aber ändern. Man muss dazu seinen Geist schulen und eine andere Einstellung entwickeln. Vor allem soll man auf das Wohl der anderen achten und nicht die Befriedigung egoistischer Begierden in den Vordergrund stellen. Man muss positiv denken nicht nur im Hinblick auf sich selbst, sondern auch auf andere, und jede Möglichkeit nutzen, Hilfsbereitschaft und Mitgefühl zu entwickeln. Zumindest sollte man es unterlassen, anderen Schaden zuzufügen. Mit den Mitteln der Religion und anderer Geistesschulungen kann man sicher Leiden und Krankheit nicht aus der Welt schaffen, aber man kann sie vielleicht, jeder nach seinen Möglichkeiten und Fähigkeiten, eingrenzen.

Gesundheit oder Krankheit: meine Entscheidung

Wir haben so viel über Karma gesprochen und über Leiden, das potentiell in jedem Menschen verankert ist, dass der Leser meinen könnte, jede Krankheit sei vom Schicksal verhängt, man könne ihr nicht entrinnen. Das wäre eine fatalistische Einstellung, die dem buddhistischen Denken aber absolut widerspricht. Diese Lehren besagen nichts anderes, als dass jeder von uns den Keim zu Krankheit und Leiden in sich trägt. Ob dieser Keim wächst, sich vermehrt, im Körper ausbreitet und sich schließlich als Krankheit manifestiert, das hängt letztlich von uns selbst ab.

Manche Krankheitskeime kommen von außen und führen praktisch immer zu einer Krankheit. Dazu gehören zum Beispiel die Malariaparasiten, die durch den Stich einer Mücke übertragen werden. Es gibt aber viele andere Keime, meist sind es Viren, die wir lebenslang in unseren Immunzellen oder auf unseren Schleimhäuten mit uns herumtragen. Dazu gehört das Herpesvirus, das im Erwachsenenalter eine Gürtelrose auslösen kann. Wenn sie bei einem älteren Menschen auftritt, kann sie unter Umständen zu bleibenden, schweren Schmerzen führen, die den Lebensabend vergällen. Ob wir aber überhaupt erkranken und in wie schwerer Form, das hängt vom Zustand des Immunsystems ab. Funktioniert unser Immunsystem gut, dann passiert uns gar nichts oder wir haben nur ein paar harmlose Bläschen. Wird das Immunsystem aber im Alter schwächer oder wird es durch Stress, ungesunde Lebensweise oder andere Faktoren geschwächt, dann werden die Herpesviren plötzlich aggressiv und machen uns krank.

So ist es auch mit dem Gleichgewicht der Säfte, von dem wir oben gesprochen haben. Das Zusammenspiel dieser feinstofflichen Energien ist in keiner Weise identisch mit unserem Immunsystem, aber vom Denkansatz her gibt es doch gewisse Ähnlichkeiten.

Neben den metaphysischen Wurzeln jeder Krankheit – den Drei Giften des Geistes –, die als primäre Krankheitsursachen gelten, gibt es natürlich in der tibetischen Heilkunde auch ganz konkrete Faktoren der Außenwelt als sekundäre Krankheitsursachen. Falsche Ernährung und falsches Verhalten gegenüber Klima und Umwelt sind die wichtigsten. Ich komme später darauf noch zurück.

Was passiert nun, wenn der Körper mit einem oder mehreren dieser Faktoren konfrontiert wird? Die Säfte sind in bestimmten Körperregionen konzentriert. Wind sitzt im Unterkörper, Galle in der mittleren und oberen Bauchhälfte und Schleim im Oberkörper. Von hier aus verteilen sich ihre Energien mit dem Blut durch den ganzen Körper.

Wenn ich jetzt dieses Buch schreibe, mich also geistig über längere Zeit anstrenge, dabei nicht für körperlichen Ausgleich sorge und wenn ich dazu gleichzeitig den ganzen Tag starken Tee trinke, dann bildet sich zu viel Wind. Wind sammelt sich nach der Vorstellung der Tibeter dabei an seinem angestammten Sitz (dem Unterkörper) an und wallt auf, so wie aufkochende Milch. Dies wird sich umso eher ungünstig auswirken und unter Umständen auch zu Krankheitszeichen führen, wenn ich von meiner Konstitution her ein „Windtyp" und dazu noch in einem Alter bin, in dem Windenergien ohnehin vermehrt sind. Das Gleiche gilt für den jahreszeitlichen Ablauf – den Spätsommer oder eine Jahreszeit mit besonders viel Feuchtigkeit. Und auch das trifft im Moment für mich zu. Ich weiß also, dass ich im Moment alle Voraussetzungen habe, an einer Windstörung zu erkranken, und kann mich entsprechend vorsehen: für körperlichen Ausgleich sorgen, mehr Mineralwasser statt Tee trinken und bestimmte Speisen bevorzugen. Außerdem muss ich für geistige Entspannung sorgen. Der eine meditiert, der andere liest einen Krimi, wieder ein anderer lädt sich Freunde ein: All das sind bereits vorbeugende Maßnahmen, die man ganz bewusst einsetzen kann.

Tue ich das nicht, dann kocht die Milch irgendwann über, um bei unserem Beispiel zu bleiben. Der angesammelte Wind verlässt seinen angestammten Sitz im Unterkörper, breitet sich wie die Luft nach allen Seiten und durch den ganzen Körper aus. Er kommt so in Körperregionen, in denen Wind nichts zu suchen hat, und manifestiert sich dann als so genannte Kältekrankheit: Wind- und Schleimkrankheiten werden als Kälteden Galle- und Blutkrankheiten (unreines Blut) als Hitzekrankheiten gegenübergestellt. Dies ist die einfachste Einteilung der Krankheiten, die man auch ohne langjährige Übung an den Pulsen erkennen kann.

Obwohl ich all dies weiß, achte ich vielleicht nicht auf die Symptome einer beginnenden Windstörung: dass ich müde bin, oft nachts aufwache, dass ich immer gähnen muss und einen bitteren Geschmack im Mund habe und vielleicht einen Blähbauch und Kopfschmerzen, die vom Nacken ausgehen. Stattdessen schimpfe ich auf den Verlag, der mich zeitlich unter Druck setzt, auf das miese Wetter, und laufe vielleicht zum Internisten, der mir sofort den Magen spiegelt und feststellt, dass ich Bakterien im Magen habe, die dort nicht hingehören, und mir ein Medikament mit vielen Nebenwirkungen verschreibt. Oder ich gehe wegen der Nackenschmerzen zum Orthopäden, der die Wirbelsäule röntgt und feststellt, dass ich „natürlich" Schmerzen haben muss, weil meine Halswir-

Körpersäfte und Geistesgifte: Wie Krankheiten entstehen

belsäule ganz schön schlimm aussieht. Das alles macht mir natürlich Angst und es geht mir immer schlechter.

Wer so agiert, macht nach Meinung der tibetischen Ärzte alles falsch. Er sucht die Schuld an seinen Beschwerden, die sich immer mehr verstärken, außerhalb von sich anstatt in sich selbst. Statt sich hinzusetzen und sich zu überlegen: Was mache ich falsch? und dann entsprechend sein Denken, seine Ernährung, sein Verhalten zu ändern, gibt er anderen Faktoren die Schuld und reitet sich immer tiefer in sein Kranksein hinein.

Natürlich kann man das nicht auf alle Krankheiten übertragen, insbesondere nicht auf Erbleiden, Infektionskrankheiten und bösartige Tumoren. Aber wir wissen heute, dass selbst Krebskrankheiten und ihr Verlauf durch die Psyche – denken wir an das oben Gesagte über Wind und seine enge Verbindung mit dem Bewusstsein – beeinflusst werden. Ich denke, dass die Beschwerden von etwa 70 % der Patienten, die einen niedergelassenen Arzt aufsuchen, in die geschilderte Kategorie von Krankheiten fallen, bei denen die Ursachen nicht außerhalb des Kranken zu suchen sind. Das gilt vor allem auch für hohen Blutdruck und Stoffwechselstörungen mit ihren oft tödlichen Folgen. Dass die Patienten oft nicht ausreichend Hilfe von ihren technologisch orientierten Ärzten bekommen, das steht auf einem anderen Blatt. Wäre dies anders, bräuchten Ratgeber wie dieser nicht geschrieben zu werden.

Falsches Denken: im Hintergrund jeder Krankheit

Die tibetische Medizin unterscheidet – vereinfacht dargestellt, deshalb aber hoffentlich anschaulicher – drei Gruppen von Krankheitsursachen:

◆ *Falsches Denken,* also eine ungesunde Denkungsart im Sinne der Lehre von den Drei Giften als metaphysische und wichtigste Ursache von Kranksein. Der Versuch lohnt, sich langfristig um eine Änderung zu bemühen.

◆ *Falsche Ernährung, falsches Verhalten* und *ungünstiges Klima* als unmittelbare Auslöser von Störungen der drei Säfte, die man relativ leicht und in kurzer Zeit ändern kann.

Falsches Denken: im Hintergrund jeder Krankheit

◆ *Schlechtes Karma* und *unheilvoller Einfluss von Planeten, Geistern und Dämonen,* die man nicht abschätzen und die auch ein Arzt nicht ändern kann.

Wir wissen schon, dass ein falsches Verhalten im religiösen und moralisch-ethischen Sinn nach tibetischer Ansicht nur überwunden werden kann, wenn man den Weg des Dharma geht, also den Lehren des Buddhas folgt. Es ist eine Binsenwahrheit, dass religiöse Menschen mit Krankheit, dem Verlust von Angehörigen und anderen Leid bringenden Schicksalsschlägen besser fertig werden als andere. Aber nicht alle Leser dieses Buches möchten Buddhisten werden und viele sind keine Christen mehr. Nach meiner Erfahrung haben es aber auch viele Buddhisten im Westen schwer, die Ursache für ihre Ängste, ihre Depressionen, ihr Unglücklichsein in sich selbst und nicht außerhalb von sich zu suchen. Gleiches gilt für die Anhänger indischer Gurus, deren Aschrams oft von übellaunigen und depressiven Heilsuchenden aus dem Westen bevölkert werden. Gar nicht zu reden von den Schülern ungezählter selbst ernannter „Meister" esoterischer Lehren, die in unseren Städten Glück verheißende Wochenendkurse für teures Geld anbieten.

In Zeiten, in denen alle Hilfe vom Staat, vom Psychotherapeuten oder vom Arzt erwartet wird und umgekehrt jede Unbill den Politikern, den schlechten Ärzten, dem Ozonloch und El Niño, dem Ehepartner und dem Stress am Arbeitsplatz zugeschrieben wird, ist ein Umdenken sehr schwierig. Die Psychotherapeuten – sie mögen mir verzeihen – helfen ihren unglücklichen Patienten auch sehr wenig, wenn sie danach suchen, welche Traumen sie in ihrer Kindheit oder gar schon im Mutterleib erfahren haben: Sie können dann zwar besser über ihre Krankheit und deren vermeintliche Ursachen reden, aber in ihrem Inneren hat sich oft nichts verändert.

Das Schlagwort vom positiven Denken ist sicher nicht falsch, auch wenn es nur an der Oberfläche kratzt. Es hilft sicher schon, wenn man alle Widrigkeiten im Alltag gelassener sieht, wenn man nicht alles nur negativ bewertet, nicht immer nur von Stress spricht, sondern sich auch die Zeit nimmt, sich zu freuen – über die Zuneigung seines Partners, über sei-

Körpersäfte und Geistesgifte: Wie Krankheiten entstehen

ne Kinder oder Enkelkinder, über ein gutes Essen, über ein Zusammensein mit Freunden oder einfach über ein paar Blumen, einen Baum oder einen bunten Falter. Das muss man jeden Tag neu einüben.

Geben Sie die Vorstellung auf, dass die da draußen an unserem ganzen Elend schuld sind. Aber Sie dürfen auch nicht in das Gegenteil verfallen und annehmen, dass nicht Sie der Handelnde sind, sondern dass Sie geführt werden: vom Kosmos oder einer göttlichen Kraft. Ganz im Gegenteil. Sie sind jeden Tag von neuem zum Handeln aufgerufen. Sie selbst entscheiden.

Nicht anklammern, sondern loslassen, nicht dem Besitz nachjagen, sondern abgeben. Wenn Sie das alles langsam, langsam einüben – dann sind Sie zwar noch kein Buddha und Sie kommen auch nicht unbedingt schon ins Paradies, aber Sie werden glücklicher werden, gesünder bleiben oder mit Ihrer Krankheit besser umgehen können. Auch das wäre schon sehr viel.

Falsche Ernährung: das Tor zur Krankheit

Die Ernährung hat in der tibetischen Medizin einen sehr großen Stellenwert. Zumindest in der Theorie, denn für die Tibeter früher und auch jetzt ist es schwer, sich so richtig gesund zu ernähren, wie das viele von uns heute versuchen. In Tibet gab und gibt es nur ein bescheidenes Angebot an Nahrungsmitteln und in Indien sind die meisten Tibeter zu arm, um sich mehr als die Grundnahrungsmittel zu kaufen.

Es wurde schon weiter oben angedeutet, dass die richtige Verarbeitung der aufgenommenen Nahrung, die „Verdauungshitze", entscheidend für den Aufbau der Körpergewebe ist. Nach tibetischer Auffassung, die eher bildhaft ist, wird die aufgenommene Nahrung im oberen Drittel des Magens zu einem Brei verschleimt, im mittleren Drittel zerkocht und zerlegt und im unteren Drittel erfolgt die Trennung in sogenannte reine und unreine Anteile. Erstere bilden die „reine Nahrungsessenz"; sie enthalten das essenziell Nahrhafte, während Nahrungsanteile, die nicht gebraucht werden, mit dem Stuhl und dem Urin ausgeschieden werden.

Damit ist auch eine Änderung der Geschmacksvarianten verbunden, die durch die Magenpassage von sechs – siehe Seite 49 – auf drei reduziert werden: Der unverdaute Nahrungsbrei schmeckt süßlich, durch die Einwirkung von Magensäure wird er dann sauer, und wenn die Nahrung im unteren Magenbereich und im Zwölffingerdarm durch die Verdauungssäfte weiter aufgespalten wird, wir der Geschmack bitter.

Die tibetische Medizin sagt, dass sich alle Gewebe des Körpers in einem Rhythmus von 3–6 Tagen erneuern. Die dazu notwendige Energie und das Material dazu werden von der „reinen Nahrungsessenz" geliefert, an deren Produktion alle drei Säfte oder Körperenergien beteiligt sind. Aus ihr regenerieren sich Blut, Fleisch, Fett, Knochen und Knochenmark, wobei erneute reine und unreine Anteile entstehen. Das Endprodukt dieses Prozesses ist die „vitale Essenz". Sie ist feinstofflich, sammelt sich im „Herzzentrum" an und verteilt sich zusammen mit dem Blut und dem Wind über die Kanäle des feinstofflichen Körpers durch den ganzen Organismus. Sie ist das wahre Lebenselexier, ein Teil der Lebensenergie.

An der Erhaltung der Verdauungshitze sind alle Säfte beteiligt. Um dieses System nachhaltig zu stören, muss man nach Meinung der tibetischen Ärzte schon sehr grobe und lang anhaltende Diätfehler machen, denn der Körper besitzt eine große Anpassungsfähigkeit, gerade in dieser Hinsicht. Wäre es anders, würden wir wahrscheinlich dauernd kränkeln. Wenn jemand ständig bittere Nahrung isst oder sich generell mangelhaft ernährt oder fastet – das alles vermehrt die Windenergie –, dann kommt die Mischung und Trennung der Nahrung im Magen (das ist hier unter „Verdauung" zu verstehen) durcheinander. Wind heizt wie ein Gebläse die beiden anderen an der Verdauung beteiligten Säfte an. Ist zu viel Wind da, dann gerät das „Feuer" der Verdauung durcheinander, es brennt ungleichmäßig.

Zu den Symptomen einer *Windstörung* gehören psychische Symptome wie innere Anspannung und Ruhelosigkeit, obwohl man immer müde ist und sich zu nichts aufraffen kann; die Gedanken gehen hierhin und dorthin und lassen sich nicht fassen, man kann sich nicht konzentrieren; Angstzustände kommen und gehen. Körperliche Symptome sind Appetit-

Körpersäfte und Geistesgifte: Wie Krankheiten entstehen

losigkeit und Blähbauch, Kopf- und Gliederschmerzen – alles tut weh, aber der (hiesige) Doktor findet rein gar nichts. Dann Schwindel und Ohrgeräusche, Hörsturz und hoher Blutdruck, um nur die wichtigsten Probleme zu nennen.

Von den Auslösern haben wir schon einige genannt: zu viel Stress, zu viel Arbeit, zu viel Sex, zu wenig Schlaf, zu viele Sorgen und Bedenken, zu langes Fasten, falsche Ernährung und zu kaltes und extrem windiges Wetter, aber auch eine falsche oder übertriebene Meditationspraxis – kurzum: Maßlosigkeit in jeder Hinsicht. Aber auch Blutungen und Brechdurchfälle können kurzfristig das Windniveau erhöhen.

Natürlich kann es auch eine Minderung von Wind geben. Das macht dann ähnliche Beschwerden wie ein zu niedriger Blutdruck: Man kommt morgens nicht in den Gang, ist lustlos, träge und energielos. Hier sind dann Kaffee und Tee am Platz.

In den tibetischen Texten werden Windstörungen viel ausführlicher beschrieben als Galle- und Schleimstörungen, weil Windenergie einmal den beiden anderen Energien sozusagen die Schubkraft gibt, zum anderen aber wegen der engen Verbindung von Wind mit dem geistig-seelischen Bereich.

In meiner Beschreibung des Wind-Typs in der Tabelle auf Seite 42 wird sich sicherlich niemand ganz rein wiederfinden – wir sind von unserer Konstitution her alle Mischungen verschiedener Komponenten und die Tibeter unterscheiden dementsprechend sieben verschiedene Konstitutionstypen. Es würde aber zu weit führen, sie hier alle anzuführen.

Mit *Galle* verbindet man in der tibetischen Medizin die Vorstellung von verbrennendem und verzehrendem Feuer. Ist Galle im Übermaß vorhanden, dann steigt die Körperhitze an, alle Stoffwechselprozesse werden beschleunigt. Ist zu wenig Galle da, dann verlangsamen sie sich.

Wenn von Galle die Rede ist, dann ist immer das Heiße, die Wärme im Körper gemeint. Bezogen auf die Verdauung kann man darunter das Zusammenspiel der Funktionen von Magen, Zwölffingerdarm und Bauchspeicheldrüse verstehen. Bildlich können Sie sich den Magen wie einen Topf vorstellen, der mit einem schleimigen Nahrungsbrei gefüllt ist. Die

Galle ist das Feuer unter diesem Topf, das den Brei zum Kochen bringt. Alkohol und Fleisch heizen zum Beispiel die Galle an. Nehmen Sie davon bei einer reichlichen Mahlzeit zu viel zu sich – das passiert meistens Männern –, dann öffnen sich die Blutgefäße, Sie bekommen einen roten Kopf, fangen an zu schwitzen und müssen Ihr Jackett ausziehen. Das wird Ihnen nicht passieren, wenn Sie zu viel Süßes essen, das vermehrt den Schleim – Ihnen wird dann höchstens übel.

Menschen, die von Natur aus ein hohes Niveau an Galleenergie haben, müssen aufpassen, wenn sie um die 20 bis 40 Jahre alt sind. In diesem Alter sammelt sich Galle im Körper an. Sie müssen dann vor allem darauf achten, ihre Emotionen unter Kontrolle zu halten. In der Ernährung sollten sie kalorienreiche Nahrungsmittel reduzieren oder ganz meiden.

Diese Menschen sind oft hellhäutig und eher robust, haben immer Hunger und Durst und schwitzen leicht. Wenn sie dazu noch in einer heißen, trockenen Gegend leben und sich bei ihrer Arbeit vielleicht viel im Freien in der Sonne aufhalten müssen, dann ist damit die Basis gegeben, eine Gallestörung zu entwickeln.

Wenn so ein „Galle-Typ" sich nun auch noch dauernd ärgert und zornig wird, wenn er zornrot wird, wenn er seinen Ärger nicht verdauen kann oder ihn ständig mit hochprozentigem Alkohol herunterspült, dann wird die Galle allmählich überlaufen. Es ist vorstellbar, dass er auch kräftiges Essen liebt, zu scharf, zu fettig und zu heiß: Er isst gern fettes Fleisch und Wurst, er kocht mit zu viel Butter oder zu viel Öl und nimmt immer reichlich Pfeffer oder Chili. Irgendwann führt das zu Beschwerden: Gallestörungen steigen im Körper wie Feuer nach oben und manifestieren sich als Hitzekrankheit. Es kommt zu Fieber und zu Störungen der Blutbildung und Blutverteilung, die Leber verfettet, Übelkeit, Schlaflosigkeit und übler Körpergeruch sind damit verbunden. Zusätzlich melden sich organspezifische Symptome im Oberbauch. Sie können auf eine Bauchspeicheldrüsenentzündung hinweisen oder auf eine Steinbildung der Galle bis hin zur Gelbsucht.

Solche Symptome verschlimmern sich im Herbst, in dem Galle normalerweise im Körper ohnehin überwiegt. Sie verstärken sich mittags und

Körpersäfte und Geistesgifte: Wie Krankheiten entstehen

Sind Sie ein Wind-, Galle- oder Schleim-Typ?

Welchem Typ ordnen Sie sich am ehesten zu?

Wind-Typ
- ▶ leichter und zartgliedriger Körperbau
- ▶ hat eine sehr rasche Auffassungsgabe, vergisst aber schnell
- ▶ ist feinfühlig und liebt Musik
- ▶ hat die Tendenz, sich zu viele Sorgen zu machen
- ▶ die Haare sind fein und dünn
- ▶ Tendenz zu trockener Haut
- ▶ schläft nicht sehr tief und eher unruhig
- ▶ liebt Wind und fühlt sich im Frühling und Herbst besonders wohl
- ▶ Hunger und Stuhlgang sind unregelmäßig
- ▶ Tendenz zu Verstopfung
- ▶ Tendenz zu Blähungen

Galle-Typ
- ▶ mittelkräftiger Körperbau, sportlich
- ▶ hat eine schnelle Auffassungsgabe
- ▶ denkt und lebt gefühlsintensiv – „aus dem Bauch heraus"
- ▶ ist schnell erregt und gereizt

---

spät nachts. Gallestörungen sind sehr viel stärker mit den Oberbauch-organen verknüpft als Windstörungen. Eine dauernde Fehlernährung wird sich hier sehr viel eher und ausgeprägter auswirken und das Tor zur Krankheit aufstoßen, wenn die genannten Voraussetzungen gegeben sind.

Auch *Schleim* ist natürlich an der Verdauung beteiligt. Im Magen wird die aufgenommene Nahrung zu einem Brei vermischt, sie wird ver-

Falsche Ernährung: das Tor zur Krankheit

- ist mutig und willensstark
- lebt mit den Augen und liebt Farben
- mag kein heißes Wetter
- die Haare sind dünn und weich
- Tendenz zu rötlichen Haaren, Sommersprossen und Leberflecken
- kann immer essen und verdaut alles schnell und gut
- bevorzugt kalte und gewürzte Speisen und kalte Getränke

Schleim-Typ
- stabiler, kräftiger Knochenbau
- hat eine langsame Auffassungsgabe
- ist gründlich und methodisch im Denken und Handeln
- hat ein gutes Gedächtnis
- ist ruhig und ausgeglichen
- ist schwer aufzuregen und zu reizen
- ist zufrieden und sanftmütig
- ist ausdauernd und leistungsfähig
- mag kein feuchtes und nebliges Wetter
- schläft tief und fest
- hat kräftiges, dichtes Haar und eine weiche und geschmeidige Haut
- hat selten richtig Hunger

schleimt. Wenn einem das Essen wieder hochkommt, dann kann man das deutlich sehen: Man spuckt Schleim aus. Schleim hat in gewisser Weise eine entgegengesetzte Wirkung wie Galle, weil dieser Saft Kältecharakter hat. Bei einem Übermaß an Schleim wird also das Feuer der Galle quasi erstickt und die Verdauungshitze reduziert. Die Verdauung arbeitet auf Sparflamme. Menschen von einem „schleimigen" Konstitutionstyp neigen zum Fettansatz und frieren leicht, ihre Haut fühlt sich kühl an. Aber

Körpersäfte und Geistesgifte: Wie Krankheiten entstehen

Wie äußern sich Wind-, Galle- und Schleimstörungen?

Einige Symptome einer Windstörung

▶ Man ist immer müde und leistungsschwach

▶ Man ist ängstlich und entschlusslos

▶ Am Tag starrt man in die Luft, nachts hat man Albträume

▶ Dauernd wechselt die Stimmung

▶ Man kann sich nicht konzentrieren und keinen Gedanken festhalten

▶ Man nimmt eher ab als zu

▶ Licht- und Geräuschempfindlichkeit nehmen zu

▶ Man fröstelt ständig

▶ Wetter- und Windfühligkeit nehmen zu

▶ Man ist zitterig und muss dauernd gähnen

▶ Man kann nicht durchschlafen

▶ Die Haut wird rissig und spröde

▶ Der Unterbauch oder eine Seite des Bauches ist gebläht

▶ Die Muskeln tun weh

▶ Gelenk- und Rückenschmerzen

▶ Diffuse Schmerzen überall, alles tut weh

▶ Schwindel und Ohrensausen (Tinnitus)

▶ Herzklopfen und Herzrasen

Einige Symptome einer Gallestörung

▶ Die Stimmung ist eher gedrückt und missmutig

▶ Man ist ungeduldig und reizbar und braust leicht auf

▶ Man mag kein heißes Wetter mehr

▶ Man schwitzt nachts und fühlt sich tagsüber immer heiß

▶ Man wacht um Mitternacht wieder auf

Falsche Ernährung: das Tor zur Krankheit

- Der Körper riecht schlecht, ohne dass man weiß, warum
- Bitterer Geschmack im Mund
- Die Haare fallen mehr aus als sonst
- Sodbrennen und Schmerzen beim Essen
- Man knirscht mit den Zähnen
- Man hat immer Durst
- Man hat häufig Durchfälle
- Neigung zu Ekzemen und anderen Hautproblemen
- Einschießende Schmerzen in Schulter, Brust und Nacken
- Stirn- und Nackenschmerzen

Einige Symptome einer Schleimstörung
- Man fühlt sich träge, kann sich zu nichts aufraffen
- Man will immer schlafen, fühlt sich nie ausgeruht
- Man sieht alles in düsterem Licht
- Alles schmeckt fade und süßlich
- Man fühlt sich ständig kalt
- Man nimmt eher zu als ab und schwemmt auf
- Blasse und fettig-schuppige Haut
- Die Haare sind fett und schuppig
- Brechreiz und Schmerzen nach dem Essen
- Der Magen ist voller Luft und fühlt sich immer voll an
- Man ist eher verstopft und hat manchmal Schleim im Stuhl
- Alle Glieder sind schwer
- Man hat dauernd Schnupfen oder Husten
- Man gerät bei jeder Anstrengung außer Puste
- Erst sind morgens das Gesicht und die Hände geschwollen, dann auch die Beine

sie sind fröhlich und hilfsbereit und können ein langes Leben erwarten. Kinder haben ein relatives Übermaß an Schleim. Sie müssen sich besonders im Frühling frühmorgens und gegen Abend vor Unterkühlung hüten, weil sich dann Schleim ohnehin vermehrt im Tages- und Jahresrhythmus bildet, ganz besonders, wenn sie in einer regenreichen Gegend leben. Auch hier hat die Ernährung wieder einen modulierenden Einfluss (natürlich gilt das auch für Erwachsene): Kaltes Essen und kalte Getränke, rohe oder wenig gekochte Nahrungsmittel, unreife Körner und Früchte können sich ungünstig auswirken, ebenso ganz allgemein zu viele bittere und süße Speisen und jede Art von Süßigkeiten, die alle schleimvermehrende Eigenschaften haben. Dazu gehören unter anderem Schweine- und Ziegenfleisch, Senf, Orangen, Zucker, Weizenmehl, Blumenkohl und Sonnenblumenöl. Die tibetische Medizin zählt hier auffallend viele ungünstig wirkende Nahrungsmittel auf.

Eine manifeste Schleimkrankheit hat viele Symptome, die für uns kein einheitliches Bild ergeben. Die Patienten frieren ständig, sind schläfrig, antriebslos und kurzatmig. Sie sind appetitlos und verstopft und nach dem Essen geht es ihnen gar nicht gut. Sie scheiden nicht mehr ausreichend Wasser aus, alle Gewebe werden „wässrig". In den Bronchien wird zu viel Schleim gebildet. Nieren- und Kreuzschmerzen kommen dazu.

Auch hier gilt also: Das richtige Verhalten entsprechend unserer Veranlagung und die richtige Ernährung entscheiden über Gesundheit oder Krankheit, und es ist jedem von uns bis zu einem gewissen Grade selbst in die Hand gegeben, wie die Weichen gestellt werden. Ich möchte hier eindringlich darauf hinweisen, dass Begriffe wie Schleimkrankheit nicht in unsere Medizinsprache übersetzbar sind. Deshalb kann ich Ihnen zwar die Symptome einer Schleimstörung etc. nennen, aber auch nicht annähernd Krankheiten, die Sie kennen, damit in Verbindung bringen – der Bluthochdruck als Windstörung ist eine Ausnahme. Die tibetische Medizin unterscheidet 42 Wind-, 46 Galle- und 33 Schleimkrankheiten, und das ist nur eine von mehreren Möglichkeiten, Krankheiten zu klassifizieren. Immer steht die Störung einer oder mehrerer Körperenergien oder einer Kombination davon dahinter. So ist beispielsweise der Diabetes mellitus (Zuckerkrankheit) nicht ein feststehender Krankheitsbegriff, vielmehr unterscheidet die tibetische Medizin zwischen einem Wind-Diabetes, einem Galle-Diabetes und einem Schleim-Diabetes, je nachdem, welche Körperenergie betroffen ist.

Brauner Schleim, Blutarmut und quengelige Kinder

Wir haben bisher immer von der Vermehrung dieses oder jenes Saftes oder einer Körperenergie gesprochen. Es ist einsichtig, dass es durch die massive Zunahme eines Saftes zu einer Abnahme eines anderen kommen kann. Oder wenn Windenergie die Energien der beiden anderen Säfte anbläst, dann nehmen alle drei zu. Wenn zu viel Schleim das feurige Element in seiner Ausbreitung hemmt und auslöscht oder umgekehrt zu viel Hitze den Schleim austrocknet, dann hat das natürlich Rückwirkungen auf alle Körperfunktionen. Die Folge ist immer eine Konfusion, eine Verwirrung aller Säfte.

Eine ganz bestimmte „Verwirrung" aller drei Säfte möchte ich noch beschreiben, weil ihre Folgen auch für uns erfahrbar sind. Das ist die Bildung von „braunem Schleim" infolge einer falschen Ernährung. Sie verändert die Bildung und Zusammensetzung des Blutes.

Einmal kann eine übermäßige „Verdauungshitze" durch eine zu kalorienreiche Ernährung die Ursache sein. Es entsteht dann aus der Nahrungsessenz zu viel Blut, das sich in der Leber ansammelt, und es kommt zu einer Blutstauung anstatt zu einer geregelten Neubildung der anderen Gewebe. Das stockende Blut kommt in den Magen, wo es sich mit Schleim mischt und fault. Im Dünndarm mischt es sich mit Galle und im Dickdarm verbindet es sich mit Wind und fließt dann als krankhafter brauner Schleim – als verdicktes, unreines Blut – durch den ganzen Körper. Auch der Fettanteil des Blutes kann dann zu hoch werden. Das sind Risikofaktoren, die in letzter Konsequenz zu Herzinfarkt und Schlaganfall führen können. Und jeder von uns kann diese ungute Entwicklung nicht nur durch Pillen, sondern vor allem durch eine grundlegende Ände-

Körpersäfte und Geistesgifte: Wie Krankheiten entstehen

rung der Ernährung beeinflussen. Wichtig ist dabei eine ausgewogene Mischkost mit einer Bevorzugung von Reis, Gemüse und Salaten. Essen Sie wenig Fleisch, am besten Rindfleisch, und meiden Sie fetthaltige Suppen, fette Soßen und Süßspeisen. Essen Sie nichts Kurzgebratenes und kein Fastfood. Kochen und braten Sie mit Pflanzenölen und nie mit Butter – die Sie allenfalls zum Frühstück essen können. Eier sind nur sonntags angesagt.

Aber auch durch eine Kältestörung kann sich „brauner Schleim" bilden. Dann kommt es durch unverträgliche Nahrung – zu kalte Getränke, kalt genossene Speisen, rohe oder wenig gekochte Nahrungsmittel, unreife Körner und Früchte und andere bei den Schleimstörungen aufgeführte Nahrung – im Magen zu einer Zunahme des Magenschleims und einer Schwäche der Wind- und Galleenergie. Dadurch wird die Nahrung nicht mehr in Nährstoffe und Abfallstoffe getrennt und die unreinen Anteile überschwemmen die Leber. Dort wird „unreines" Blut gebildet, das aber jetzt nicht dicklich ist, sondern speichelartig. Es fließt in den Magen und wird dort zu braunem Schleim: Erbrochenes Blut, das schon länger im Magen war, sieht bräunlich aus und hat eine schleimige Konsistenz. Das bringt dann Magen- und Darmprobleme, aber auch Ekzeme und andere Krankheiten werden damit in Verbindung gebracht.

Eine falsche Ernährung trägt zu den verschiedensten Krankheiten bei. Es können sich zum Beispiel Giftstoffe bilden oder es zeigen sich Symptome von Blutarmut, Wassersucht, Gelbsucht, Gicht oder Rheuma. Auch Tumoren können dadurch entstehen. Darunter verstehen die Tibeter alle Arten von „Zusammenballungen" der verschie-

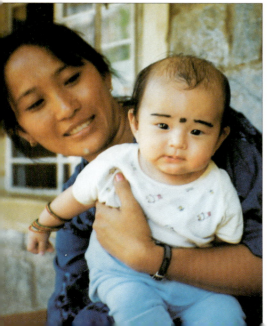

Die Mutter dieses dicken, rosigen Babys hat vielleicht in der Schwangerschaft reichlich schleimvermehrende Nahrung gegessen!

Ratschläge zur richtigen Ernährung

densten Gewebe – wir würden von einer Knotenbildung sprechen. Dahinter steht immer ein fehlerhafter Verdauungszyklus, der Nährstoffe und Abfallprodukte nicht ausreichend trennt.

Die richtige Ernährung hat nicht nur eine Bedeutung für Kinder und Erwachsene, sondern auch für Ungeborene. Eine Frau, die in der Schwangerschaft ständig Nahrung zu sich nimmt, die ihre Windenergie erhöht, zum Beispiel viel Schweinefleisch, starken Tee oder Kaffee, wird ein Kind gebären, das alle Zeichen eines erhöhten Windniveaus hat. Es wird ein dünnes und mageres Kind sein, mit knackenden Gelenken, mit dunkler, trockener Haut, sehr quirlig und quengelig, dessen Redefluss, wenn es einmal sprechen gelernt hat, kaum aufzuhalten ist. Wenn die Mutter viel Fleisch isst und viel Alkohol trinkt, sich also „hitzend" ernährt, dann mag das Kind sehr übermütig werden. Man kann es in seinem Unternehmungsdrang nicht mehr bremsen. Trinkt die Mutter in der Schwangerschaft dagegen viel Milch und bevorzugt sie ölige Nahrung, dann bekommt sie ein dickes, eher träges Kind mit dicken, biegsamen Gelenken. Solche Kinder sehen immer rosig und wohlgenährt aus und sind ausgeglichen und ruhig: Man möchte sagen, wenn eine Frau in der Schwangerschaft schon Ernährungsfehler macht, dann besser solche, die ihr Schleimniveau und damit das des ungeborenen Kindes anheben!

Natürlich sind das Extrembeispiele, die nur zeigen sollen, welchen Stellenwert die Ernährung für tibetische Ärzte hat. Wenn eine Schwangere sich gesund, das heißt mit einer ausgewogenen Mischkost, ernährt, dann braucht sie nichts zu befürchten, denn auch die Erbmasse spielt natürlich für den Konstitutionstyp, den ein Kind haben wird, eine wesentliche Rolle.

Alles, was wir hier zur Ernährung sagen und gesagt haben, müssen Sie im Sinne einer Krankheitsvorbeugung verstehen: Die richtige Ernährung ist das Wichtigste, was Sie selbst tun können und müssen. Und mancher Leser kann vielleicht auch anhand der geschilderten allgemeinen Symptome ein Gefühl dafür bekommen, wenn etwas mit seinem Körper und speziell mit seiner „Verdauung" nicht in Ordnung ist. Er hat dann, wenn er jetzt weiterliest, in jedem Fall die Möglichkeit, seine Ernährung umzu-

Körpersäfte und Geistesgifte: Wie Krankheiten entstehen

stellen, und kann damit den Versuch machen, seine Säfte wieder in ihr natürliches Gleichgewicht zu bringen. Voraussetzung ist natürlich, dass keine gravierenden Symptome bestehen, die in jedem Fall eine ärztliche Untersuchung notwendig machen.

Sei lieb zu deinem Bauch und iss dich gesund: Ratschläge zur richtigen Ernährung

An dieser Stelle müssen wir noch einmal auf die Elemente und ihre Eigenschaften zurückkommen und auch etwas Neues lernen. Das ist die Zusammensetzung der verschiedenen Geschmacksvarianten aus der Mischung bestimmter Elemente. Wir wissen schon, dass alle Säfte sich aus einem oder mehreren Elementen zusammensetzen. Wir wissen, dass jedes Element bestimmte Eigenschaften hat. Aber auch die *sechs Geschmacksrichtungen sauer, süß, bitter, herb, salzig und scharf* sind eine Mischung verschiedener Elemente und damit ihrer Eigenschaften.

Die Tibeter haben daraus 75 verschiedene Geschmacksrichtungen kombiniert, ohne dass dies eine praktische Bedeutung hat.

Die folgende Auflistung zeigt Ihnen, welche Elemente welchem Geschmack zugrunde liegen:

- Feuer und Erde: sauer
- Feuer und Wasser: salzig
- Feuer und Wind: scharf
- Wasser und Erde: süß
- Wasser und Wind: bitter
- Erde und Wind: herb

Jedem Geschmack wird eine kühlende oder hitzende Qualität zugeschrieben:

- Bitteres (kühlend) vermehrt Wind und Schleim und beruhigt Galle.
- Herbes (kühlend) vermehrt Wind und Schleim und beruhigt Galle.
- Süßes (kühlend) vermehrt Schleim und beruhigt Wind und Galle.
- Scharfes (hitzend) vermehrt Galle und beruhigt Schleim.
- Saures (hitzend) vermehrt Galle und beruhigt Wind und Schleim.

Ratschläge zur richtigen Ernährung

◆ Salziges (hitzend) vermehrt Galle und beruhigt Wind und Schleim.

Die Stärke des kühlenden oder hitzenden Effektes entspricht der angegebenen Reihenfolge. Anders ausgedrückt helfen

◆ bei einer Störung der Windenergie Nahrungsmittel und Heilpflanzen von süßem, saurem und salzigem Geschmack,

◆ bei einer Störung der Galleenergie Nahrungsmittel und Heilpflanzen von süßem, bitterem und herbem Geschmack und

◆ bei einer Störung der Schleimenergie Nahrungsmittel und Heilpflanzen von saurem, salzigem und scharfem Geschmack.

Ich kenne eine ganze Reihe von Büchern zur ayurvedischen, tibetischen und chinesischen Medizin, deren Kapitel über Ernährung mich immer sehr verwirrt haben. Da werden beispielsweise Nahrungsmittel aufgeführt, die es bei uns nicht gibt oder die in unserer Küche kaum verwendet werden. Da werden Ernährungsrichtlinien entsprechend den traditionellen Medizinsystemen gegeben, aber gleichzeitig auch noch in westlicher Terminologie auf spezifische Organe und darüber hinaus auf geistig-seelische Funktionen bezogen. Man soll in dieser oder jener Weise essen, wenn man eine bestimmte Störung beseitigen will. Tut man aber zu viel des Guten, dann tritt der gegenteilige Effekt ein, der nun auch wieder ausführlich beschrieben wird. Andererseits weiß ich aber aus den Diskussionen nach vielen meiner Vorträge, dass das Thema Ernährung viele Zuhörer brennend interessiert. Ich hoffe, mir gelingt hier ein annehmbarer Mittelweg.

Da die tibetische Küche nicht gerade durch ihre Raffinesse und Vielfalt besticht – tibetische Restaurants im Ausland bieten gewöhnlich eine mehr oder weniger gute chinesische Küche an –, kann ich hier leider keine besonderen Rezepte anführen. Die Ernährungslehre der ayurvedischen Medizin in Indien unterscheidet sich aber kaum von der tibetischen. Wer die indische Küche mag, sollte sich also ein ayurvedisches Kochbuch beschaffen. Aber seien Sie vorsichtig: Wenn Sie eine Diät sklavisch befolgen, werden Sie vielleicht kränker als zuvor. Sie kommen in einen Zustand ständiger Anspannung, wenn Sie alles richtig machen wollen. Wir haben das schon oben gesagt. Essen und Trinken sollen nicht nur

Körpersäfte und Geistesgifte: Wie Krankheiten entstehen

Mittel sein, um den Körper gesund zu erhalten, sondern es soll schließlich auch schmecken und entspannen.

Der Geschmack der Speisen ist die Grundlage jeder Diätempfehlung. Sie verrät dem Kundigen, welche Elemente dabei eine Rolle spielen und wie er damit eine Störung der Säfte ausgleichen kann. Jede Einseitigkeit, zum Beispiel die Bevorzugung einer Geschmacksrichtung, die bei einer Windstörung hilft, kann natürlich die fatale Folge haben, dass die beiden anderen Energien vermehrt werden. Wichtig ist also die Ausgewogenheit der Ernährung. Zum Beispiel wirken die verschiedenen Körner, Hülsenfrüchte und Gemüse sehr verschieden auf die Ansammlung der Körpersäfte. Man soll deshalb in einer Mahlzeit immer verschiedene Arten davon zu sich nehmen, um eine wohl ausgewogene Mischung zu garantieren. In Europa scheint mir die italienische Küche – ohne die Sahnesoßen, die Italiener mit Vorliebe den Deutschen anrichten – diese Bedingung am besten zu erfüllen.

Ernährungsrichtlinien gemäß der tibetischen oder ayurvedischen Medizin haben immer einen Unsicherheitsfaktor: Das ist die Veränderung unserer Nahrungsmittel durch den Zusatz von Farb-, Konservierungs- und anderen chemischen Stoffen, möglicherweise auch durch gentechnische Veränderungen. Speisen und Getränke haben oft nicht mehr ihren natürlichen Geschmack. Tiefgefrorene und in Dosen eingemachte Nahrungsmittel können verändert sein und Insektizide können Obst und Gemüse, auch wenn es frisch angeboten wird, möglicherweise ungünstig beeinflussen.

Mit dem Fleisch hormonell behandelter und völlig einseitig ernährter Tiere ist es ähnlich. Glückliche Kühe, die auf grünen Weiden grasen, sind heute eher selten. Das gilt genauso für Schweine und Hühner. Alles, was wir oben über die Bedeutung einer richtigen Verdauung beim Menschen gesagt haben, gilt natürlich auch für Tiere. Wenn sie nur zum menschlichen Genuss und nicht artgerecht gehalten werden, leben sie in einer ständigen Stresssituation. Man darf wohl unterstellen, dass ihre „Nahrungsessenz" von minderer Qualität ist und dass auch der medikamentös gepushte Ansatz von Fleisch erhebliche Defizite aufweist. Dazu kommt die Art der Schlachtung. Oft werden Tiere über Hunderte von Kilometern

Ratschläge zur richtigen Ernährung

Die Acht Qualitäten

Die Qualität	vermindert	vermehrt
● schwer	Wind	Schleim
● ölig	Wind	Galle und Schleim
● kalt	Galle	Wind und Schleim
● stumpf	Galle	Schleim
● leicht	Schleim	Wind
● rau	Schleim	Wind
● heiß	Schleim	Galle
● scharf	Schleim	Galle

zum Schlachthaus gefahren. Ihr Fleisch ist durch Angst- und Stresshormo-
ne, die vor dem Schlachten massiv in das Blut ausgeschüttet werden, un-
brauchbar geworden, es hat für uns keinen aufbauenden Nährwert mehr.

Die Auswahl der Nahrungsmittel ist deswegen sehr wichtig. Aber Sie
müssen nicht unbedingt nur ökologisch angebaute Nahrungsmittel essen, die ja für kinderreiche Familien kaum erschwinglich sind. Die große
Toleranzbreite des Körpers gegenüber falscher Ernährung, die wir schon
oben erwähnt haben, sollte man nicht vergessen und deshalb auch beim
Einkauf das richtige Maß bewahren. Aber für den Fall, dass sich im Körper doch im Laufe der Zeit Giftstoffe angesammelt haben, empfehle ich
eine Fastenkur besonders im Frühjahr, zum Beispiel in Form einer Saft-
kur. Auf die vielerorts angebotenen drastischen „Entgiftungs-Methoden"
mit bestimmten Einlauftechniken können Sie getrost verzichten.

Allerdings sollten Sie, auch wenn Sie abnehmen wollen, nicht zu lange fasten. Sie könnten, falls Sie zu viel Windenergie haben, eine Wind-
Krankheit bekommen. Auch dürfen Sie dann keine Nahrung ohne Nährwert einnehmen, also Kartoffeln oder Gemüse, bei denen das Kochwasser
weggeschüttet wurde. Sie vermehren Lymphe und Schleim. Statt dünner
zu werden, schwemmt man auf und wird „phlegmatisch".

Körpersäfte und Geistesgifte: Wie Krankheiten entstehen

Generell sollte man den Magen gedanklich in vier Teile teilen: Zwei Teile sollen für feste Nahrung reserviert werden, ein Teil für flüssige und der vierte Teil soll frei gelassen werden, damit die Säfte genügend Raum finden, um eine gute Verdauung zu gewährleisten.

Es folgt nun eine Auflistung der einzelnen Gruppen von Nahrungsmitteln entsprechend der tibetischen Ernährungslehre.

Vorher muss ich aber noch einen weiteren theoretischen Hinweis geben: Neben dem Geschmack, der bei fast allen Nahrungsmitteln „süß" ist, spielen die „Acht Qualitäten" oder Wirkkräfte eine entscheidende Rolle für die Wirkung auf den Organismus, welche die oben angegebene Klassifizierung nach dem Geschmack modifizieren und scheinbare Widersprüche erklären – dass zum Beispiel Eier einen süßen Geschmack haben, aber trotzdem bei einer Gallestörung diese anheizen: weil sie nämlich eine heiße Qualität haben!

Die Acht Qualitäten sind: schwer, ölig, kalt, stumpf, leicht, rau, heiß und scharf. Sie entsprechen den Eigenschaften der Elemente und sind in den drei Säften verschieden gemischt, je nachdem, welches Element ihre Basis bildet.

Fleischwaren

Damit waren weder die alten Tibeter gesegnet noch sind es die Exiltibeter. Meistens wurde es, und so ist es zum Beispiel heute noch in Ladakh üblich, in Form getrockneten Fleisches vom Yak oder vom Dri – einer Kreuzung zwischen Kuh und Yak – genossen. Trotz des buddhistischen Verbotes, Tiere allein für den menschlichen Verzehr zu töten, gab es in Tibet Metzger, die aber als unrein galten. Dr. Tenzin Choedrak, ein durch und durch buddhistischer Arzt, meinte hier auf entsprechende Fragen, wenn das Tier schon geschlachtet sei und das Fleisch beim Metzger ausliege, dann könne man es auch ruhig kaufen und essen, ohne deshalb ein schlechtes Gewissen haben zu müssen. Fleisch in allen seinen Varianten hat einen süßen Geschmack. Man schmecke das einmal bei rohem Fleisch nach. Trotzdem haben nicht alle Fleischsorten den gleichen Ef-

Ratschläge zur richtigen Ernährung

fekt. Sie unterscheiden sich in ihren kühlenden und hitzenden Eigenschaften. Deshalb ein paar Richtlinien für die wichtigsten Fleischsorten:

◆ Rindfleisch kann man immer und überall essen, in Maßen natürlich. Es hat keinen Einfluss auf die Körperenergien.

◆ Schweinefleisch hat eine kühlende Qualität, man kann es durchaus geben, wenn jemand zu übermäßiger Körperhitze neigt, also ein Galle-Typ ist. Der kühle Wind, weniger auch Schleim werden durch Schweinefleisch aber vermehrt.

◆ Lammfleisch hat warme und ölige Qualitäten und beruhigt die kühlen Störungen von Wind und Schleim.

◆ Ziegenfleisch wird bei uns in Deutschland nur selten gegessen. Im Übermaß genossen, kann es Wind- und manchmal auch Schleimstörungen verstärken.

◆ Hühnerfleisch ist, trotz hitzender Qualität, neutral wie Rindfleisch.

◆ Wild ist kühl und hilft bei einer speziellen Art von Fieber, das durch zu viel Wind und Schleim verursacht wird. (Die Tibeter unterscheiden elf verschiedene Arten von Fieber!) Wild kommt aber hier ohnehin nicht in nennenswerter Menge auf den Speisezettel.

Alle Fleischsorten sind nahrhaft und kräftigend. Lediglich Schweine- und Ziegenfleisch im Übermaß sollte man bei ausgeprägten Windstörungen vermeiden.

Fisch

Fischfleisch hat zwar einen süßen Geschmack, aber eine ölige Qualität und wird besonders solchen Menschen zu empfehlen sein, deren Verdauungskraft geschwächt ist.

Körnerfrüchte

Alle Getreidearten sind süß.

◆ Buchweizen, Gerste, Hirse, Leinsamen, Reis und Weizen haben eine kühlende Qualität und bringen die Körpersäfte ins Gleichgewicht –

55

Gerste und Weizen beeinflussen Wind- und Gallestörungen günstig, Leinsamen vor allem Windstörungen.

◆ Hafer, Mais und Roggen wirken hitzend und werden deshalb besonders bei Schleimstörungen empfohlen.

◆ Brot hat eine unterschiedliche Wirkung und Verträglichkeit, je nachdem, woraus und wie es gebacken wird.

Gemüse

Es würde zu weit führen, hier alle Gemüsearten aufzuführen. Es sind alle Geschmacksvarianten vertreten. Der süße Geschmack überwiegt aber – wie generell bei allen Nahrungsmitteln. Auch hier sollten Sie entsprechend dem jahreszeitlichen Angebot Ihren Speiseplan abwechslungsreich gestalten. Ich will hier nur auf Kartoffeln und Tomaten eingehen.

◆ Kartoffeln, die wir ja im Gegensatz zu den Tibetern reichlich essen, sind süß und kühlend. In der Schale gekocht, vermehren sie Schleim.

◆ Tomaten wirken sehr säuernd – hitzend – und verursachen dann leicht Sodbrennen. Sie sind ein Paradebeispiel für moderne Produktionsmethoden, die alle Empfehlungen nach tradierten Lehren hinfällig werden lassen, werden oft auf Kunstböden gezogen und bestrahlt oder gentechnisch behandelt, um sie haltbar zu machen.

Hülsenfrüchte

Sie sind überwiegend süß, haben aber auch herbe und saure Geschmacksanteile mit unterschiedlichen Eigenschaften und wirken günstig auf die drei Körpersäfte ein. Besonders Sojabohnen stärken die Verdauungshitze.

Obst

Obst gibt es in allen Geschmacksvarianten, auch der saure und herbe Geschmack ist häufig vertreten oder Mischungen davon. Obst enthält viel

Ratschläge zur richtigen Ernährung

Wasser und wirkt sich damit günstig auf die Darmtätigkeit aus. Bei der Auswahl sollten Sie sich nach dem jahreszeitlichen Angebot richten und Ihrem eigenen Geschmack folgen. Diabetiker müssen lediglich Bananen und Weintrauben wegen ihres hohen Zuckergehaltes meiden. Im Übrigen kommt es hier auf die individuelle Verträglichkeit und auf die richtige Mischung an. Einseitigkeit beim Obstverzehr sollte man unbedingt vermeiden. Es gibt aber auch Menschen, die überhaupt kein Obst mögen. Sie können sich dafür an Gemüse und Salaten schadlos halten.

Milchprodukte

Darunter sind Milch, Joghurt und Käse zu verstehen. Sie sind süß, nur Joghurt ist sauer. Sie sind gut für die Verdauung und stärken die Schleimenergie, vor allem Käse. Zu viel entrahmte Milch ist nicht gut bei Windstörungen; Milch generell wird von Menschen, die dem Windtyp zuneigen, oft schlecht vertragen, besonders wenn sie direkt aus dem Eisschrank kommt. Man soll sie besser kurz aufkochen und kann dabei Vanille, Zimt, Kardamom oder frischen Ingwer hinzufügen (Yogi-Tee). Milch ist ein in sich vollständiges Nahrungsmittel. Die Tibeter warnen davor, sie während einer Mahlzeit zu trinken, weil eine falsche Kombination mit anderen Nahrungsmitteln, vor allem mit Salz, Salzigem und Saurem, leicht zu fehlerhafter Verdauung führt.

Eier

Ihr Geschmack ist süß, sie haben eine heiße Qualität. Wer ständig mehrere Eier am Tag isst, kann seine Verdauungshitze zu stark anheizen.

Fette

Pflanzenöle und Butter sind süß, hitzend, fördern deshalb die Verdauungshitze und stärken die Wind- und Schleimenergie. Es wird empfohlen, im Winter das hitzende Senföl zu nehmen und im Sommer das

Körpersäfte und Geistesgifte: Wie Krankheiten entstehen

kühlende Kokosnussöl – beide Öle sind bei uns nicht gebräuchlich, aber vielleicht in Asia-Märkten zu bekommen. Gegen Butter und Olivenöl ist nichts einzuwenden, sie sind neutral.

Gewürze

Sie sind das A und O der Kochkunst. Ihr Geschmack ist meist ausgesprochen scharf:
- Nelken und die verschiedenen Pfefferarten oder in Verbindung mit anderen Geschmacksvarianten Ingwer (scharf, süß und herb), schwarzer Kumin (scharf und süß), Koriander (scharf, süß und salzig) und Kurkuma (scharf und bitter).
- Bitter sind Kardamom und Minze.
- Süß sind weißer Kumin, Safran und Zimt.

Fast alle Gewürze haben hitzende Eigenschaften, regen Appetit und Verdauung an. Nur Minze, Safran und Kurkuma wirken kühlend.

Getränke

Wasser: Das regelmäßige Trinken von heißem Wasser – einige Schlucke stündlich –, ist ein ausgezeichnetes Mittel, um schlecht verdaute Nahrungsbestandteile, Schlacken und Giftstoffe aus dem Körper zu entfernen. Nehmen Sie dazu Leitungswasser oder kohlensäurearmes Mineralwasser. Heißes Wasser löscht den Durst besser, der Körper produziert weniger Wärme und man verträgt auch die äußere Hitze besser.

In unseren Klimazonen mit einer Ernährung, in der Ballaststoffe eher fehlen, sollten Sie täglich zwei Liter Flüssigkeit trinken. Der Körper benötigt für seinen Stoffwechsel Wasser und wenn man zu wenig davon trinkt, dann bleibt im Dickdarm nicht mehr genügend Flüssigkeit übrig, um die Schlackenstoffe, also die nicht verwertbaren Nahrungsrückstände, breiig zu erhalten. Verstopfung, Blähungen und andere Verdauungsprobleme sind die Folge, denen man durch reichliches Trinken durchaus vorbeugen kann: Das allerdings ist der Rat eines westlichen Arztes.

Verhalten im Alltag: Auf das richtige Maß kommt es an

Alkohol: Jegliche Art von Alkohol fördert die Verdauungswärme und die Körperhitze. Zu viel Alkohol treibt sie über die Maßen an. Wir haben das schon weiter oben erwähnt. Auch die Blutgefäße werden geöffnet und besonders Rotwein soll einer Arteriosklerose vorbeugen. In Maßen genossen ist Alkohol sicher – auch nach tibetischer Auffassung – unschädlich und hat einen guten Einfluss bei Windproblemen, weil er entspannt und heiter macht.

Kaffee: Deutscher Kaffee hat eine stark saure Komponente. Die Kaffeebohnen werden nur braun und nicht schwarz geröstet und enthalten Stoffe, welche die Magensäure vermehren und nervös machen. Menschen, die darauf ungünstig reagieren, können aber auf italienischen Espresso, aus schwarz gebrannten Bohnen hergestellt, ausweichen. Probleme entstehen aufgrund des Röstprozesses und nicht des Koffeingehaltes. Bei Windstörungen – hoher Blutdruck – sollte man Kaffee eher meiden, sonst ist er sicher wegen seiner anregenden Wirkung nützlich.

Schwarzer Tee: Er ist im Allgemeinen verträglicher als Kaffee und man kann seine Stärke leicht dosieren. Die anregende Wirkung setzt sanfter ein und hält für einen längeren Zeitraum gleichmäßig an. Zu viel Tee kann sich bei einer Neigung zu Windstörungen ungünstig auswirken.

Kräutertee: Kräutertees stehen in zahlreichen Varianten zur Verfügung. Wer kein heißes Wasser trinken mag, kann auf Kräutertee ausweichen und wird damit den gleichen Effekt erzielen.

Fruchtsäfte: Wir trinken sie besonders in der warmen Jahreszeit, sie sollten aber nicht eiskalt genossen werden.

Vegetarische Kost

Immer mehr Menschen meiden Fleisch wegen seiner oft zweifelhaften Qualität. Das ist überhaupt kein Problem. Gegebenenfalls können Sie Ihren Eiweißbedarf auch mit Milchprodukten, Nüssen und Tofu aus Sojabohnen decken. Der Mensch ist vielleicht von Natur aus ein Pflanzen-, Körner- und Früchteesser, in jedem Fall fühlen sich viele von uns heute wohler und leistungsfähiger mit einer vegetarischen Kost unter Ein-

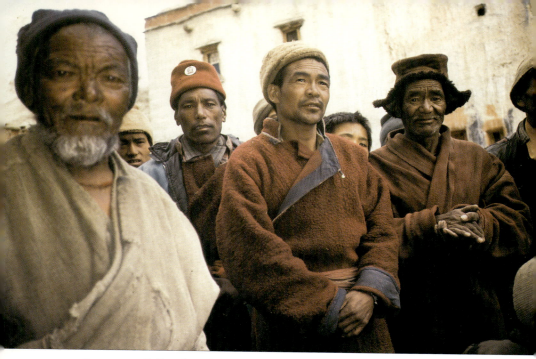

Gruppe von Heilern in Ladakh

schluss von Milchprodukten. Dass sie der Gesundheit nützt und keinesfalls schadet, ist durch zahlreiche wissenschaftliche Studien auch an Hochleistungssportlern inzwischen erwiesen. Die Tibeter allerdings mögen Fleisch, wenn sie es bekommen können: Aber der Dalai Lama ist Vegetarier!

Verhalten im Alltag: Auf das richtige Maß kommt es an

Hier ist – tibetisch ausgedrückt – das Verhalten in Bezug auf Geist, Sprache und Körper gemeint, auch der richtige Umgang mit der Natur, in die wir eingebettet sind. Wieder sind wir hier selber gefragt und nicht der Arzt. Dieser kommt erst zum Zuge, wenn wir es nicht schaffen, uns selbst zu disziplinieren. Freilich ist es eine schwere Aufgabe, die uns da in den Schoß gelegt wird. Eigentlich wird hier eine Persönlichkeit vorausgesetzt, die über ein gewisses Maß an Bildung, Einsicht, Kritikfähigkeit und

über viel Disziplin verfügt, sozusagen der rundum gebildete und aufge-
klärte Mensch.

Niemand wird behaupten, dass die Masse der Tibeter zu dieser Kategorie gehört, genauso wenig wie die Menschen im Westen. Eben deswegen,
so mag man einwenden, hat man ihnen diese Verhaltensregeln geben
müssen: Aber was wissen sie denn schon von den Anweisungen, die in
den „Vier Tantras" enthalten und auf den Medizin-Thangkas bildlich und
oft recht drastisch dargestellt sind.

Und die vielen Heiler, die wir in ländlichen Gegenden des Himalaja im
Laufe der Jahre kennen gelernt haben und die ihnen diese Lehren vermitteln sollten, sind oft selbst sehr einfache Menschen, verwurzelt in ihrer
bäuerlichen Umgebung.

Hier möchte ich zurückblenden auf die Heiligen und die Wunderheiler, die immer wieder in der langen Geschichte der Medizin Tibets aufge-
taucht sind, auf das Interesse der Dalai Lamas an der Medizin und auch
auf die Tatsache, dass die tibetische Medizin bis weit in dieses Jahrhundert hinein eine Mönchsmedizin gewesen ist. Man hat den einfachen Leu-
ten diese Verhaltensregeln nicht vorlesen müssen. In ihnen ist lediglich
zusammengefasst worden, was in der Lehre des Buddha enthalten und
den Tibetern in vielen Jahrhunderten eingeboren war, zumindest als in-
stinktives Wissen, das sicherlich nicht immer in richtiges Handeln umgesetzt wurde.

Religion ist Opium für das Volk, sagt Mao Tse-tung in dem Film „Kun-
dun" zu dem jungen Dalai Lama. Es ist eine Umschreibung für die Über-
zeugung der chinesischen Machthaber, dass das tibetische Volk nur in Abhängigkeit und Hörigkeit gehalten werden konnte, weil die Lamas den
Menschen gesagt haben, dass dieses, ihr jetziges Schicksal, eben ihr Karma sei. Aber ich glaube nicht, dass das wirklich auf das tibetische Volk zu-
trifft: Wenn ich Tibetern in Tibet oder in Indien begegne, einfachen Menschen, dann bin ich immer wieder erstaunt, wie maß- und respektvoll sie
über ihre Eltern oder über ihre Nachbarn reden. Sie beginnen und been-
den den Tag mit Gebeten und der Verehrung ihrer persönlichen Schutz-
gottheiten. Das sind Andachtsübungen, die ganz sicher den Geist beruhi-

gen und dem Denken eine bestimmte Richtung geben. Sie tun ihre schwere körperliche Arbeit fröhlich und sagen einem oft Dinge, die überhaupt nicht eingelernt und eingeübt klingen, sondern wirklich aus dem Herzen kommen.

Wenn wir unseren Mitmenschen Achtung und Respekt entgegenbringen, ihre positiven Seiten hervorheben, statt sie zu kritisieren, gut von ihnen reden, statt zu lästern – dann sind wir schon auf einem guten Weg. Wir „erhitzen" uns nicht und fühlen uns besser dabei. Wir können dabei lernen, uns immer mehr zurückzunehmen, statt uns in den Vordergrund zu rücken. Dazu gehört auch, dass wir andere ausreden lassen, dass wir uns ihre Meinung anhören und nicht redselig andere übertönen.

Die alte Pfadfinderregel, jeden Tag etwas Gutes zu tun, können Sie auch heute und gerade heute in die Tat umsetzen. Sie müssen dazu nicht gleich ehrenamtlicher Sozialarbeiter werden. Es sind die kleinen Dinge, die zählen, in der Familie, am Arbeitsplatz, in der Nachbarschaft. Versuchen Sie eine altruistische Grundeinstellung zu gewinnen. Wir haben das schon weiter oben angesprochen. Wenn Sie die Zeitung aufschlagen, dann sehen Sie, wie viel Elend es in dieser Welt gibt. Überlegen Sie einmal, wie viel Gutes Sie mit 50 oder 100 DM im Monat tun können. Die Deutsche Tibethilfe zum Beispiel ist eine Organisation, die ohne einen organisatorischen Wasserkopf auskommt. Sie konzentriert sich auf die vielen Waisenkinder und die Alten der tibetischen Gesellschaft im Exil, die eine Unterstützung bitter nötig haben. Die tibetische Exilregierung selbst hat keinerlei eigene Einnahmequellen.

Es kommen täglich neue, meist junge Flüchtlinge dazu. Wenn Sie jünger sind und vielleicht öfter zum Griechen oder Italiener zum Essen gehen, dann genügt der Verzicht auf einmal Essengehen im Monat, um einem Waisenkind die Grundversorgung oder alten Menschen, die keine Angehörigen mehr haben, einen Heimplatz zu sichern. Die Deutsche Tibethilfe kann Ihnen viele Vorschläge unterbreiten, wie und mit welchem geringen Betrag Sie helfen können (Adresse im Anhang).

Ein anderes Problem ist die Arbeit, besser der Rhythmus zwischen Arbeit und Entspannung. Der Stress, von dem wir alle reden. Stress schadet nur, wenn er frustriert. Machen Sie sich nicht so viele Sorgen, dass Sie die Arbeit nicht schaffen. Jammern Sie nicht darüber, dass man Ihnen zu viel aufbürdet. Lernen Sie, Nein zu sagen, wenn es zu viel ist. Es ist meine Erfahrung, dass man das durchaus kann und dass es etwas bewirkt. Natürlich ist die Situation oft ungünstig, vor allem auch für berufstätige Frauen, die abends noch die Hausarbeit erledigen müssen. Da reißen manchmal die Nerven. Aber oft ist es nur ein Lächeln, das fehlt. Das gilt für den Arbeitsplatz genauso wie für die Familie. Lächeln Sie, auch wenn es Ihnen manchmal schwer fällt, und Sie werden sehen, dass Sie eine Atmosphäre um sich herum schaffen, in der plötzlich alles leichter geht.

Fernsehen ist nicht immer die beste Entspannung. Aber wie wäre es, wenn Sie Yoga lernen oder Tai-Chi oder Qui-Gong? Auch in Ihrer Nähe gibt es ganz bestimmt eine Möglichkeit, diese Techniken zu lernen, ohne dass das ein Vermögen kostet. Wer es härter mag, soll Sport treiben, aber das ist nicht jedermanns Sache. Oder überreden Sie Ihren Partner, einen Freund oder eine Freundin, mit Ihnen regelmäßig zu radeln, zu joggen oder zweimal in der Woche ins Schwimmbad zu gehen, denn wenn Sie das allein machen, dann lässt die Disziplin bald nach.

All das ist gemeint, wenn in der tibetischen Medizin von „Verhalten" die Rede ist: Verhalten im Alltag.

Natürlich gehört auch vieles, was wir vorhin zur Ernährung gesagt haben, zu den Anweisungen über richtiges Verhalten. Ich möchte hier nur noch einmal wiederholen: Finden Sie in allem das richtige Maß, auch was Alkohol und Rauchen anbetrifft. Drogen, weiche und harte Drogen, gehören meiner Ansicht nach in einen Verbotskatalog. Ich habe überhaupt nichts gegen jemanden, der Haschisch raucht. Aber die Erfahrung zeigt, dass das zu einem Anhaften führt, zu einer Begierde nach mehr. Statt das Bewusstsein zu erweitern, steht dann am Ende ein Verlust an persönlicher Freiheit. Oder um es tibetisch auszudrücken, die Drei Gifte des Geistes haben gesiegt. Der kleine und auch der große Rausch führen letztlich zu einer illusionären Verkennung der Wirklichkeit der Welt.

Ein ungesundes Verhalten im Alltag stört die Windenergie, die ja so eng mit dem geistig-seelischen Bereich verknüpft ist. Das wiederum

Körpersäfte und Geistesgifte: Wie Krankheiten entstehen

wirkt sich auf die Verdauungshitze aus mit der Folge, dass sich der Körper nicht mehr richtig regeneriert. Wir altern schneller. Psycho-physisch laufen wir möglicherweise ständig unter Hochdampf oder wir sind dauernd erschöpft. Die Folge sind Windsymptome von chronischen Muskel- und Gelenkschmerzen, Spannungskopfschmerzen, ständigen Verdauungsproblemen bis hin zum Hörsturz und Herzinfarkt. Sie werden das in dieser oder jener Form kennen. Sie können es ändern oder Sie können zumindest das Schlimmste verhüten.

Für die Tibeter stehen Ernährung und Verhalten in den sekundären Krankheitsursachen gleichrangig nebeneinander. Wenn Sie mich fragen, dann wiegt das falsche Verhalten vor allem unter den Umständen, unter denen wir hier im Westen leben, weit schwerer als Diätfehler – außerdem ist es viel schwerer zu ändern.

Zum richtigen Verhalten gehört heute auch die Pflege der Umwelt. Sie hat seinerzeit in Tibet sicher keine Rolle gespielt, weil es keine wirtschaftliche Ausbeutung der Umwelt gegeben hat, ganz im Gegensatz zur heutigen Situation. Alle Augenzeugen aus früheren Jahrzehnten berichten, dass sich die Tibeter bemühten, so weit wie möglich im Einklang mit der Natur zu leben. Es gab eine wunderbar vielfältige Tierwelt, ohne dass dazu Naturschutzgebiete geschaffen werden mussten. Tier- und Landschaftsschutz waren unnötig in einem Land, das ganz und gar durch tiefes buddhistisches Mitgefühl mit allen Lebewesen geprägt war. Heute sind die Wälder abgeholzt und die Tiere ausgerottet.

Für uns steht vielleicht mehr die Erhaltung einer reinen Umwelt im Vordergrund. Wenn die Umwelt verunreinigt ist, dann sind es auch unsere Nahrungsmittel – und die Heilkräuter. Es kann uns auch die Natur nur insoweit mit gesunder Nahrung versorgen, wie wir für ihre Reinheit sorgen. Damit steht es natürlich, wie jeder von uns weiß, keineswegs zum Besten und oft haben wir überhaupt keinen Einfluss darauf, was mit unseren Wäldern, unseren Flüssen, dem Grundwasser und der Luftreinheit passiert. Und doch tragen wir eine Mitverantwortung. Hier heißt es wieder: Jeder muss bei sich selbst zuerst anfangen. Verschwenden Sie kein Wasser, werfen Sie keine Plastikabfälle in den Wald und was dergleichen

Dinge mehr sind. Sie können sicher noch eine Kleinigkeit mehr tun, auch wenn man sagen muss, dass das ökologische Bewusstsein im letzten Jahrzehnt bei uns doch erheblich gewachsen ist.

Das richtige Verhalten entsprechend der Jahreszeit ist ein weiterer Punkt, welcher den alten tibetischen Ärzten am Herzen gelegen hat. Da geht es um die richtige Kleidung, um kühle oder warme Aufenthaltsorte entsprechend einer Hitze- oder Kältestörung und andere Ratschläge, die für uns heute selbstverständlich sind. In jeder Jahreszeit steht eine bestimmte Körperenergie im Vordergrund. Wenn man nicht will, dass sie überhand nimmt, dann muss man die entsprechenden Maßnahmen treffen, um sie im Zaum zu halten. Nimmt die kühle Schleimenergie zu, dann muss man also Hitzendes essen, sich warm halten usw., genauso wie ich das für die Ernährung geschildert habe.

In Tibet mit seinen extremen Klimaschwankungen selbst innerhalb eines Tages haben diese Dinge natürlich eine weit größere Rolle gespielt als heute. Zudem unterscheiden die Tibeter sechs Jahreszeiten, nicht vier wie wir. Und die globalen Klimaverschiebungen im letzten Jahrzehnt machen eine starre Einteilung in ein saisonales Schema ohnehin zunichte. Die Winter sind nicht mehr kalt und trocken und auch im Sommer gibt es in unserer Erdregion mehr Regen und weniger Sonne. Das hat natürlich auch Rückwirkungen auf die Bildung der Körperenergien, die, denke ich, zu einer stärkeren Ansammlung von Windenergie und zu einer Anfälligkeit gegenüber Windstörungen in unseren Breiten führen. Dem entspricht dann auch das Überwiegen psychosomatischer Störungen.

Ein tibetischer Arzt, der zeitweilig in Amsterdam in der dortigen Zweigstelle des Tibetan Medical Institute arbeitet, sagte mir, dass er hier überwiegend Windstörungen behandelt. Am Südhang des Himalaja im nordwestlichen Indien, wo er sonst arbeitet, behandele er dagegen fast nur Krankheiten physischer Natur. Das hängt sicherlich nicht mit einer falschen Ernährung hier zusammen, denn sie ist bei den Exiltibetern sehr viel schlechter und unausgewogener. Die entscheidenden Faktoren sind wahrscheinlich ein falsches Verhalten und zumindest teilweise auch die klimatischen Bedingungen, unter denen wir hier heute leben.

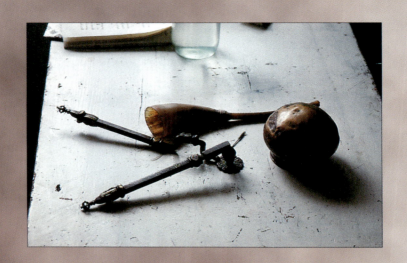

Tibetische Diagnosetechniken und Therapien

Sie haben bis jetzt die körperlichen und geistigen Grundlagen von Gesundheit und Krankheit kennen gelernt. Ehe wir uns den tibetischen Diagnosetechniken und Therapien zuwenden, begleiten Sie mich in die Sprechstunde von Dr. Wangyal im Tibetan Medical Institute in Dharamsala in Indien. Er ist seit kurzem der Erste Leibarzt des Dalai Lama und damit der Nachfolger von Dr. Choedrak, den manche Leser kennen mögen. Geboren 1922 und ausgebildet am Mentse Khang in Lhasa, ist er bereits seit 1980, nach seiner Ausreise aus Tibet, am Tibetan Medical Institute und als Zweiter Leibarzt in Dharamsala tätig gewesen.

Im Vorraum der Ambulanz, in dem auch die Apotheke untergebracht ist, drängeln sich fast ein Dutzend Leute, die teils in die Sprechstunde wollen, teils auf ihre Arzneien warten. Es sind junge Mönche, eine alte Nonne, einige Tibeterinnen in ihrer kleidsamen Tracht und ein paar älte-

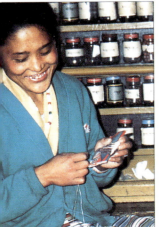
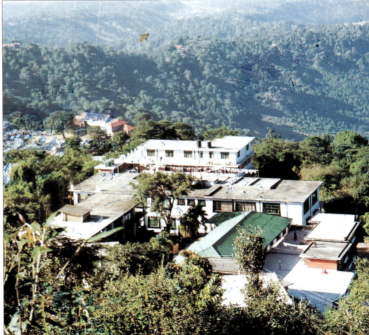

Tibetische Apotheke (Abb. links). Das Tibetan Medical & Astro. Institute, der wieder erstandene Mentse Khang, in Dharamsala (Abb. rechts).

re Tibeter, auch ein junger Westler mit ziemlich gelben Augen. Er macht einen etwas nervösen Eindruck, die anderen wirken gelassen und lachen fröhlich, wenn man sie anspricht.

In einem der beiden kleinen Sprechzimmer sitzt Dr. Wangyal, neben sich eine junge tibetische Ärztin, die er in der Pulsdiagnose unterweist. Gegenüber sitzt Dr. Dachoe, eine erfahrene, sehr mütterlich wirkende Ärztin. Der Westler wird als Erster hereingelassen. Für uns ist die Diagnose klar, er hat wahrscheinlich eine Reise-Hepatitis. Der Doktor fragt nicht viel, tastet mit den mittleren drei Fingern seiner linken Hand die Pulse am rechten Handgelenk des Mannes, dann mit der rechten Hand am linken Handgelenk. Der Doktor fragt: „Haben Sie Magenbeschwerden, sind Sie müde?" Der junge Mann bejaht. Jetzt tastet die Jungärztin die Pulse und meint etwas unsicher, dass die Verdauungshitze gestört sei. Es sei vielleicht eine Krankheit von Galle. „Es ist eine Leberentzündung" meint Dr. Wangyal und verschreibt drei verschiedene Medikamente, von denen der Kranke jeweils drei Pillen morgens, mittags und abends nehmen muss. Er solle Zitronensaft trinken und Joghurt essen, auch viel Reis und gekochtes Gemüse. Ölige Sachen und Gewürze müsse er meiden. In zwei Wochen sei er wieder gesund, sagt er zu dem Westler, der sich mit gefalteten Händen zurückzieht.

Die Nonne kommt. Sie wird wegen Asthma behandelt und klagt jetzt über zunehmende Luftnot. Die Pulstastung zeigt, dass die Windenergie in den Lungen fehlt, deshalb ist der Schleim in den Lungen vermehrt. Sie bekommt Medizin, um den Schleim zu lösen.

Eine ältere Tibeterin ist die Nächste: „Was ist dein Problem?" Sie fühle sich schwach, sie nehme seit einem Jahr ab. „Warst du schon bei anderen Ärzten?" Nein. „Hustest du?" Nein. „Bekommst du Rückenschmerzen?" Ja. „Wo?" Hier. Sie zeigt auf die Stelle. Nach mehrfacher Pulstastung fragt der Doktor: „Schwitzt du?" Ja. „Im Schlaf?" Nein. Die Diagnose ist „Blutunreinheit". Die Frau bekommt Medizin für eine Woche, um das Blut zu reinigen. Es wirkt auch gegen Fieber. Sie soll für einen Check zu einem allopathischen Doktor gehen. Es könne auch noch etwas anderes dahinterstecken.

Eine andere Patientin klagt, sie habe seit sieben Monaten eine rote Nase. Die Pulstastung ergibt eine Blutunreinheit. Der Arzt meint, man müsse das Blut aus der Nase ziehen. Er lässt sich eine Lanzette geben und sticht in die Nasenspitze. Es kommt etwas Blut aus der Wunde. Eine Besserung des Pulses sei nach zwei bis drei Tagen zu erwarten. Die Patientin bekommt eine Medizin gegen Blutunreinheit für einen Monat.

Ein Mann kommt herein. Er hat oft Schläfenkopfschmerzen, Magenbeschwerden und trinkt zu gern Tschang, das tibetische Gerstenbier. Nach der Pulstastung meint Dr. Wangyal, der Mann habe Fieber in Leber und Niere, das mache die Kopfschmerzen. Der Alkohol blockiere die Blutreinigung, das Blut werde zu dick. Er habe eine Blutunreinheit und zu viel Hitze in Leber und Gallenblase. Er solle Eier, Fett und andere nahrhafte Nahrungsmittel meiden und dem Tschang aus dem Wege gehen. Er bekommt Kräuterpillen für zwei Monate und Juwelenpillen.

Ein alter Mann wird hereingeführt. Die Beine sind schwach, er spricht fast tonlos. Er könne nur mit Schwierigkeit essen. Dieser Mann hat einen Speiseröhrenkrebs. Er werde in sechs Monaten geheilt sein, versichert Dr. Wangyal. Die Behandlung habe vor vier Monaten begonnen, jetzt könne er immerhin wieder essen und trinken.

Ein Mönch beklagt sich über Kopfschmerzen seit zwei Jahren, manchmal beidseits, manchmal halbseitig. Die Pulstastung ergibt ein Galleproblem, es sei aber auch der lebenserhaltende Wind – der wichtigste der feinstofflichen Winde – gestört. Er solle Medizin für zwei Monate nehmen, darunter auch Juwelenpillen.

Eine alte Frau wird von ihren Angehörigen gebracht. Sie hat ihr Gedächtnis und ihre Sprache nach einer Gehirnblutung verloren und jetzt eine komplette Lähmung auf der linken Seite. Dr. Wangyal fühlt kurz den Puls und entscheidet sich dann für eine Behandlung mit der „Goldenen Nadel".

Die Patientin wird hingesetzt, die genaue Stelle am Hinterkopf wird umständlich mit einem Faden ausgemessen. Dr. Dachoe hält die Patientin liebevoll fest, die junge Ärztin reicht Dr. Wangyal eine etwa 7 cm lange, dicke goldene Nadel. Sie wird am Hinterkopf ziemlich tief in ein winziges

Tibetische Diagnosetechniken und Therapien

Loch zwischen den Knochen, die kleine Fontanelle, hineingestochen. Gleichzeitig beten alle Anwesenden laut das Mantra des Medizinbuddhas. Die Frau verzieht nur etwas das Gesicht, Schweißperlen treten auf ihre Stirn, aber sonst sitzt sie unbeweglich. Nach ein paar Minuten wird die Nadel wieder herausgezogen.

Ein anderer Fall: Eine sichtlich sehr arme Frau klagt über Magenschmerzen, trockenen Mund und ein Brennen in der Kehle. Sie hat das schon seit vielen Jahren und alle möglichen allopathischen und ayurvedischen Medikamente dagegen genommen. Seit einem Monat nimmt sie tibetische Medizin. Es sei besser geworden. Sie hatte einmal ein blutendes Geschwür, dies könne zu Krebs führen, meint der Doktor. Sie dürfe sich nicht überarbeiten, sie solle sich auch an Alltäglichem freuen.

Dr. Wangyal sagt dazu, dass in solchen Fällen die Belastung durch Armut und durch familiäre Probleme nicht geändert werden könne. Was er dazu sage, könne nur ein Trostpflaster sein. Tibetische Medizin wirke in solchen Fällen auch nicht besser als die westliche Medizin. Er empfiehlt aber hier, eine Moxibustion zu machen, um Krebs zu verhüten.

Die Patientin steht. Die Moxa, kleine Tütchen mit Beifußkraut, werden mit Knoblauch, der hier als Klebemittel dient, an die Haut am unteren Ende des Brustbeins angeklebt und angezündet. Dr. Dachoe bläst auf das Kraut, das schnell abbrennt, während alle Anwesenden ein Mantra beten. Nach wenigen Minuten wird das Kraut weggenommen, ein roter Fleck bleibt übrig, nachdem der Ruß weggepustet worden ist. Es riecht nach verbranntem Fleisch.

Alles spielt sich sehr ruhig und gelassen ab, in einer freundlichen Atmosphäre. Gesprochen wird wenig. Tibetische Ärzte fragen nicht viel und geben auch keine langen Anweisungen mit, weder für Diät noch für Verhalten im Alltag. Wenn sie im Westen Patienten behandeln, ist dies allerdings anders, weil sie hier meist mehr Zeit haben. Es fällt auf, dass manche der Tibeter schon bei anderen tibetischen und auch bei indischen Ärzten waren: Das ist dort eine gängige Praxis, wenn der eine Arzt nicht hilft, geht man zu einem anderen. Ob man zu einem allopathischen oder zu einem traditionellen Arzt geht, ist keine Frage der Lebensanschauung wie manchmal bei uns, sondern richtet sich nach der ganz praktischen Erfahrung, wer einem besser hilft.

Fragen, untersuchen, beraten: Die Tibeter machen es anders als wir

Wir haben in den vorhergehenden Kapiteln gesehen, wie wir durch ethisches Handeln, Entwickeln von Mitgefühl und Pflege des Körpers und der Umwelt die Weichen für eine bessere Zukunft stellen können. Buddhistisch gesprochen heißt das: schlechtes Karma verbrennen und gutes für die nächste Wiedergeburt ansammeln. Nüchtern medizinisch gesehen sprechen wir von Gesundheitsvorbeugung.

Was ist aber, wenn wir nun tatsächlich krank werden? Diesem Schicksal, mehr oder weniger ernsthaft, mehr oder weniger lange krank zu werden, können wir auch mit der besten Vorbeugung nicht entrinnen, denn wir haben ja gesehen, dass Krankheit in jedem von uns potenziell vorhanden und nicht von menschlicher Existenz zu trennen ist.

Sie wissen nun, dass Krankheiten dadurch entstehen, dass primäre und sekundäre Ursachen zusammenkommen, um das Gleichgewicht der Körperenergien zu stören. Wenn sich so viel zusätzliche Energie angesammelt hat, dass der betreffende Saft seinen angestammten Sitz im Körper verlässt und sich in andere Körperregionen ausbreitet, dann bedeutet das für den tibetischen Arzt, dass das Stadium der manifesten Krankheit erreicht ist. Damit kommen wir zur Frage der Diagnostik: Wie stellt der tibetische Arzt eine Krankheit fest?

Die Tibeter wenden bei Erwachsenen verschiedene Formen der Diagnostik an. Es sind

◆ Befragung
◆ körperliche Untersuchung
◆ Pulsdiagnose
◆ Urindiagnose
◆ Zungendiagnose

Die Befragung ist – entgegen der Theorie – normalerweise ziemlich kurz.

Tibetische Diagnosetechniken und Therapien

Sie dient oft lediglich zur Bestätigung der Pulsdiagnose, ist aber kein wirklich selbstständiges Instrument zur Diagnosefindung. Man kann diese Aussage einschränken: Sie ist es nicht in den überfüllten Praxen tibetischer Ambulanzen und Privatärzte. 50 bis 90 Patienten sind in gut frequentierten Praxen die Regel. Im Westen ist es anders, hier nehmen sich tibetische Ärzte pro Patient meist eine halbe Stunde Zeit. Auch zur Ernährung und zum Verhalten geben sie oft ausführlichere Ratschläge.

Bei einer rein tibetischen Klientel begnügt sich der tibetische Arzt meist mit Hinweisen wie „nicht so viel Tee trinken, nicht so viel Saures oder Süßes essen". Die Ernährungspalette ist bei den Tibetern im Exil ziemlich eingeschränkt. Die Hauptnahrung ist immer noch Tsampa, traditionell ein Mehl aus gerösteter Gerste – in Indien auch aus Weizen und Mais –, das mit Buttertee vermischt und zu kleinen Kügelchen geformt gegessen wird. Dazu kann man Gemüse essen, das in Indien ausreichend vorhanden ist, aber oft bis zur Unkenntlichkeit verkocht wird. Oder man kocht Tsampa, Butter und Salz zu einem Brei. In den Klöstern, auch im Exil, ist der Buttertee die Hauptquelle flüssiger Nahrung. Er besteht aus einer Mischung von Tee, Butter und Wasser, die gestampft und reichlich gesalzen wird. Das ergibt eine fettige Brühe von erheblichem Nährwert, die in Indien zusammen mit Fladenbrot gegessen wird. Der hohe Salzgehalt dieses Buttertees scheint die Ursache dafür zu sein, dass etwa 30 % der über vierzigjährigen Mönche an hohem Blutdruck leiden.

Die berufliche und soziale Situation der Exiltibeter lässt sich kaum ändern. So stellen die Ärzte auch keine Fragen zu den Problemen, die für den Einzelnen daraus entstehen. Im Übrigen sind die Tibeter vor allem aus der

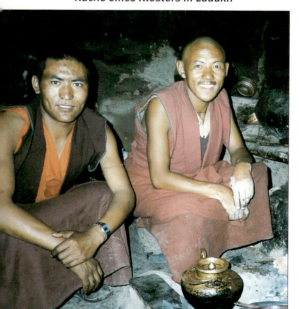

Küche eines Klosters in Ladakh

älteren Generation durchdrungen von Religiosität. Das gilt auch für viele Inder. Insofern wird der tibetische Arzt natürlich auch zu einem falschem Denken und zu falschem Verhalten kein Wort verlieren. Stattdessen spricht er vielleicht Mantras und kann damit während bestimmter Behandlungstechniken eine unmittelbare und viel größere Wirkung erzielen als mit Worten.

Auch die zahlreichen Unterlagen, welche westliche Patienten oft mitbringen – Krankengeschichten, Röntgenaufnahmen und Ultraschallbilder – werden schnell beiseite geschoben, wenn überhaupt angesehen. Sie besagen für den tibetischen Arzt nichts. Das ist für Westler manchmal schwer verständlich und enttäuschend. Während europäische Patienten, die zu einem tibetischen Arzt hier oder in Indien gehen, sehr ehrerbietig und schweigsam sind und wortlos und mit gefalteten Händen hinausgehen, verhalten sich amerikanische Patienten ganz anders. Ich habe das in Lhasa beobachten können, wo sie den Arzt jovial fast gezwungen haben, sich ihre Röntgenbilder anzusehen – es war aber deutlich, dass er nichts davon verstand. Das ist ja schließlich auch nicht seine Profession. Oder sie haben sich hinterher ebenso laut, aber gutmütig darüber beschwert, dass der Tibeter ja nun von Medizin so viel wohl doch nicht verstehe. Sie, lieber Leser, werden es besser haben und ohne falsche Erwartungen zu einem tibetischen Arzt gehen können.

In der tibetischen Medizin wird die körperliche Untersuchung mit der Pulstastung als „Untersuchen durch Betasten" zusammengefasst. Sie ist sehr rudimentär – gelegentlich drückt der Arzt auf den Bauch des Patienten oder fährt ihm mit der Hand in die Flanke: Viel mehr ist es nicht.

Westliche Ärzte untersuchen ihre Patienten von Kopf bis Fuß, wenn auch insgesamt sicher zu selten und natürlich nicht bei Bagatellkrankheiten. Aber wir wissen, dass allein durch eine gründliche Befragung und eine umfassende körperliche Untersuchung eine richtige Diagnose bereits bei 80 % aller Patienten gestellt werden kann, auch ohne technische Hilfsmittel. Beide Methoden haben in unseren Praxen einen weitaus größeren Stellenwert als in der tibetischen Medizin. Im Einzelfall führen sie meist zum gleichen Ergebnis wie die Pulsdiagnose, allerdings ist die Pulsdiag-

Tibetische Diagnosetechniken und Therapien

nose sehr viel zeitsparender. Ich habe das selbst an vielen Patienten zusammen mit tibetischen Ärzten überprüft.

Die Pulsdiagnose: eine schwierige Kunst

Die Pulsdiagnose der Tibeter ist zweifellos das ungewöhnlichste und gleichzeitig das sensibelste Verfahren, das ein Arzt einsetzen kann.

In China war es schon seit dem 3. Jahrhundert n. Chr. bekannt, wurde von dort nach Tibet vermittelt und wohl schon sehr früh in die tibetische Medizin integriert. Im heutigen China vertrauen auch die traditionellen Mediziner lieber der westlichen Diagnostik. Die Pulsdiagnose ist damit eine Domäne allein der tibetischen Medizin geworden, wenn man einmal von den islamischen Ärzten der Unani-Medizin in Indien und den ayurvedischen Ärzten absieht, bei denen die Pulstastung aber nicht den gleichen Stellenwert hat wie bei den Tibetern.

Natürlich werden mit der Pulstastung auch die Säfte oder Körperenergien beurteilt, die zunächst in Hitze- oder Kältestörungen eingeteilt werden. Das kann man relativ leicht lernen. Man kann auch den Herzschlag dafür als Maßstab nehmen: Wenn Sie ständig mehr als 75 Herzschläge in der Minute haben, kann das auf eine Hitzekrankheit hinweisen; wenn der Puls stärker darunter sinkt, dann ist das ein Zeichen für eine Kältekrankheit.

Jede Störung eines einzelnen Saftes hat einen charakteristischen Puls, ebenso die von zwei oder drei Säften oder von „unreinem Blut", Blutkrankheiten, Lymphkrankheiten, Verdauungsstörungen, Vergiftungen und Wurmbefall: Alles hat seine besondere Pulsqualität. Eine akute Krankheit hat eine andere als eine chronische. Selbst Dämonen und böse Geister haben ihren Platz in diesem System.

Die Art, wie sich der Puls unter den tastenden Fingern verhält, kann sehr vielfältig sein. Er kann sich sehr gespannt anfühlen oder abgesunken, hart oder schwach, er lässt sich schnell unterdrücken oder nicht usw. Zwölf dieser Pulse und Pulskombinationen müssen jedem Arzt geläufig sein, insgesamt gibt es 43 verschiedene Pulse.

Jeder Mensch hat entsprechend seiner individuellen Mischung der Körperenergien einen „Konstitutionspuls", der sich schon im Mutterleib ausgebildet hat. Die Jahres- und die Tageszeit verändern diesen Puls, sodass der Anfänger hier schon vor einer Barriere steht, die er kaum überwinden kann. Denn wie soll er wissen, wie er das, was er bei einem ihm bisher nicht bekannten Patienten tastet, einordnen soll, inwieweit es von dessem normalen konstitutionellen und durch Jahres- und Tageszeit modulierten Puls abweicht? Auch andere Umstände wie die Menstruation oder die ständige Einnahme von Medikamenten verändern die Pulse.

Dr. Choedrak, der vormalige Leibarzt des Dalai Lama, hat einmal die Pulswellen mit den Wellen des Ozeans verglichen. Mit der Pulstastung misst der tibetische Arzt den Fluss der Windenergie im Blut. Die Windenergie ist als das treibende und bewegende Element mit allen Säften und mit allen Organen verbunden: Deshalb lässt sich jede Störung an den Pulsen ablesen. Wie die Wellen im Ozean ihre Höhe und Position je nach der Richtung und der Stärke des Windes ändern, so prüft auch der tibetische Arzt die Richtung und Stärke der Windenergie im Blut. Ist die Windenergie im Herzen, in der Lunge oder in einem anderen Organ gestört, dann können seine tastenden Finger das an den Pulsationen des Blutes ablesen.

Diese einleuchtende Erklärung lässt uns kaum ahnen, dass wir es hier mit dem schwierigsten praktischen Problem der tibetischen Medizin zu tun haben. Diese Technik lässt sich nicht in Wochenendkursen erlernen. Man muss sie sich über viele Jahre hinweg erarbeiten oder besser erfühlen, und das kann man nur, wenn man zunächst neben einem Meister sitzt, Monat um Monat, dessen Pulstastung man nachfühlt. Verständlich, dass es nur wenige Meister gibt, aber viele Ärzte, die eine gute Leistung im medizinischen Alltag erbringen. Etliche, vor allem lokale Heiler in ländlichen Gebieten, lernen nur, zwischen Hitze- und Kältekrankheiten zu unterscheiden. Das ist auch der Grund, weshalb ich später empfehlen werde, mit ganz bestimmten Krankheiten auch nur zu ganz bestimmten tibetischen Ärzten zu gehen. Beherzigt man diesen Rat nicht, dann ist die Chance, Hilfe zu bekommen, ebenso gering wie die Hoffnung, den Jackpot im Lotto zu knacken.

Tibetische Diagnosetechniken und Therapien

Pulsdiagnose

Der Arzt tastet mit den Fingern seiner linken Hand die Pulse der inneren Organe am rechten Handgelenk eines Patienten und beurteilt bei dieser Pulsdiagnose

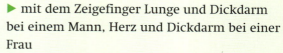

- ▶ mit dem Zeigefinger Lunge und Dickdarm bei einem Mann, Herz und Dickdarm bei einer Frau
- ▶ mit dem Mittelfinger Leber und Gallenblase
- ▶ mit dem Ringfinger rechte Niere und Harnblase.

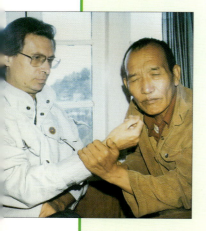

Die Organpulse am linken Handgelenk des Patienten werden mit der rechten Hand getastet, und zwar

- ▶ mit dem Zeigefinger Herz und Dünndarm bei einem Mann, Lunge und Dünndarm bei einer Frau
- ▶ mit dem Mittelfinger Milz und Magen
- ▶ mit dem Ringfinger linke Niere und Hoden bzw. Gebärmutter.

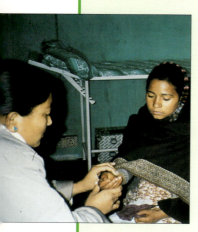

Dabei ist das jeweilige Organ mehr als Sitz bestimmter Energien zu verstehen denn als rein anatomisch definiertes Organ, aber nicht ausschließlich: Diese Doppelbödigkeit tibetischer Begriffe ist uns ja schon mehrmals begegnet.

Gleichzeitig beurteilt der Arzt den Energiezustand der Körperabschnitte und bestimmter Gewebe:

Die Pulsdiagnose: eine schwierige Kunst

- mit dem Zeigefinger den Körperabschnitt oberhalb des Herzens und die Haut
- mit dem Mittelfinger den mittleren Körperabschnitt, Muskeln und Blut, auch Tumoren und Abszesse
- mit dem Ringfinger den unteren Körperabschnitt und die Knochen.

Dabei ergibt sich gleichzeitig eine Zuordnung zu den verschiedenen Elementen, mit denen die Organe verbunden sind. Sie werden hier als „innere" Elemente bezeichnet und weichen etwas von den uns bekannten „äußeren" Elementen ab. Sie spielen nur in der Pulslehre eine Rolle.

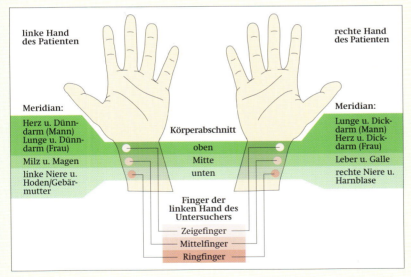

Schema der Pulstastung (Abb. oben). Dr. Choedrak fühlt dem Autor den Puls (Abb. links oben). Dr. Dachoe bei der Pulstastung (Abb. links unten).

Tibetische Diagnosetechniken und Therapien

Eine Pulsdiagnose dauert gewöhnlich zwei bis drei Minuten, sehr selten länger. Die alten, erfahrenen Ärzte im Exil benutzen kaum andere diagnostische Methoden der tibetischen und niemals solche der westlichen Medizin wie zum Beispiel Laboruntersuchungen. Mit einer Ausnahme: Das ist die gelegentliche Blutdruckmessung, auf deren korrektes Resultat sie dann aber, falls man nachmisst, erstaunlich wenig Wert legen. Es steckt ein gewisser, eher ungewollter Vorzeigeeffekt vor allem für westliche und indische Patienten darin. Bei der Messung kommt dann das heraus, was der Arzt auf einer ganz anderen Basis an den Pulsen abgelesen hat. Die Korrektheit der physikalischen Messung wird dabei uninteressant.

Schaum und Blasen auf dem Urin

Wenn bei einer Störung mehrerer Säfte die Pulsdiagnose im Einzelfall nicht ausreicht, dann macht der tibetische Arzt eine Urindiagnose. Nach meinen Beobachtungen und den Angaben tibetischer Ärzte ist dies aber nur etwa bei 10 % aller Kranken nötig, zumindest in den großen Ambulanzen und Privatpraxen tibetischer Ärzte. In der Zweigstelle des Tibetan Medical Institute in Amsterdam dagegen, wo für den einzelnen Patienten sehr viel mehr Zeit zur Verfügung steht, wird routinemäßig bei jedem Patienten eine Urindiagnose durchgeführt.

Es wird empfohlen, den Morgenurin zu nehmen, den der Patient in einem durchsichtigen oder weißen Gefäß mitbringen soll. Auch das Stöckchen, mit dem man später den Urin zur Untersuchung umrührt, soll weiß sein. Am besten ist es, wenn der Kranke am Abend vorher keine „kühlenden" Nahrungsmittel, Kaffee, Tee, Bier, Schnäpse oder saure Sachen zu sich genommen hat. Ideal wäre es, den frisch gelassenen Urin zu untersuchen, wenn er noch ausgeprägt riecht und dampft. Ist er etwas abgekühlt, aber noch handwarm, dann kann man etwaige Ablagerungen am besten beurteilen, und am kalten Urin lässt sich seine Farbe besser sehen. Eine solche Diagnose können Sie auch bei sich zu Hause durchführen. Jeder von Ihnen kann selbst seine – natürlich nur grobe –

Schaum und Blasen auf dem Urin

Urindiagnose machen und beispielsweise nachschauen, zu welchem Säfte- oder Energietyp er gehört. Beurteilt werden

◆ Farbe
◆ Geruch
◆ Dampfbildung
◆ Blasenbildung
◆ Sedimentbildung.

Sie wissen sicher, wie Ihr Urin normalerweise aussieht – sehr hell, wenn Sie beispielsweise viel Bier getrunken haben, und ziemlich dunkel, wenn Sie an einem heißen Tag zu wenig getrunken haben. Sie dürfen sich nicht täuschen, wenn Ihr Urin plötzlich rot ist: Das kann zwar Blut sein, aber möglicherweise haben Sie auch am Abend zuvor Rote Bete gegessen. Auch den Geruch Ihres eignen Urins kennen Sie. Er verändert sich beispielsweise nach einem Spargelessen. Wenn der Urin sehr schaumig ist, dann kann das krankhaft sein. Normalerweise werden Sie allenfalls ganz kleine Bläschen auf Ihrem Urin sehen. Ablagerungen sind für Sie kaum zu beurteilen.

Wenn der Urin eine etwas ins Bläuliche gehende Farbe annimmt, dann kann eine Windstörung im Anzug sein; wird er orangefarben, dann besteht meist eine Gallestörung, und wenn er weißlich wird, wie wenn man ein Stück Käse in Wasser auflöst, ist ein Schleimproblem zu vermuten. Blut in den Harnwegen färbt den Urin rot. Es gibt noch andere Farbveränderungen, die zum Beispiel Hinweise auf eine Bluterkrankung geben oder auf eine Magenstörung, aus der ein Magenkrebs werden kann.

Normalerweise dampft der Urin nicht. Wenn er es doch tut und der Dampf gleich wieder verschwindet, dann ist das ein Zeichen einer Kältekrankheit. Bei einer Hitze- oder Fieberkrankheit bleibt der Dampf länger als 20 bis 30 Sekunden sichtbar. Auch hoher Blutdruck kann ein Zeichen von „Fieber" sein und es kann Hitze in einer Körperregion und Kälte in einer anderen geben. Das an der Dampfbildung zu sehen, ist schon komplizierter.

Der Geruch des Urins ist abhängig von der Nahrung und wird auch durch die Einnahme von Medikamenten beeinflusst. Insofern ist hier die

Urindiagnose zur Selbstkontrolle wenig sinnvoll. Wenn der Urin stechend und faul riecht, dann mag eine Hitzestörung – zum Beispiel eine Gallestörung – oder eine Entzündung bestehen. Völlige Geruchlosigkeit kann auf eine Kältestörung hinweisen. Der Urin riecht vielleicht wie Fleisch bei einer Verdauungsstörung, wenn die betreffenden Produkte nicht richtig verdaut werden. Einen Geruch nach „rostigen Nägeln" findet man bei Windstörungen und wenn es verbrannt riecht oder wie angebranntes Gerstenmehl, dann ist das ein Zeichen einer Gallenstörung.

Am wichtigsten und relativ einfach zu beurteilen ist die Bildung von Blasen, wenn man den Urin mit einem Stöckchen umrührt und dabei bis 15 zählt. Man kann das noch zweimal wiederholen, um sich seiner Beobachtungen sicher zu sein. Dazu muss man den Urin in ein Gefäß schütten, das sich nach oben erweitert.

Wenn sich sehr große und kugelrunde Blasen bilden, die wie Kuhaugen aussehen und eine Weile bestehen bleiben, dann zeigt das eine Windstörung an. Bei einer Hitzestörung entstehen ganz kleine, durchsichtige Bläschen, nicht viel größer als der Kopf einer Stecknadel. Sie verschwinden ganz schnell. Nicht viel größere Blasen, die aber aussehen wie Spucke, findet man bei einer Schleimstörung. Sie bleiben lange bestehen. Andere Störungen sind schwieriger zu beurteilen.

Um zu unterscheiden, ob es sich um eine Hitze- oder Kältekrankheit handelt, kann man auch die Trübung des Urins heranziehen. Ein trüber, dunkler Urin zeigt eine Hitzekrankheit an, ein heller, wässriger Urin eine Kältekrankheit. (Noch einmal zur Erinnerung: Hitzekrankheiten sind Gallestörungen, Entzündung, Fieber; Kältekrankheiten sind Wind- oder Schleimstörungen.)

Falls Sie diese Methode zur Selbstkontrolle benutzen wollen, dann nehmen Sie eine kleine weiße Porzellanschüssel, etwa so groß wie eine Suppentasse, und besorgen Sie sich weiße chinesische Essstäbchen aus Holz zum Umrühren. Prüfen Sie erst einmal eine Woche lang täglich Ihren frischen Morgenurin, um ein Gefühl dafür zu bekommen, was normal ist. Nehmen Sie dafür immer den Mittelstrahlurin: die erste Portion des Urins ablassen, dann anhalten, die Schüssel füllen und anschließend die Blase völlig entleeren. Damit vermeiden Sie, dass etwaige Verunreinigungen, die vorne an der Harnröhre sitzen, das Bild verfälschen. Beurteilen Sie dann den Geruch, die Farbe, die Dampfbildung, und anschließend quirlen Sie: Was immer Sie dazu nehmen, es soll aus Holz sein und möglichst weiß oder zumindest von heller Farbe.

Wenn Sie das geübt haben, dann können Sie relativ leicht erkennen, ob eine Hitze- oder eine Kältestörung heraufzieht. Schwieriger wird es bei der Frage, ob es eine Wind-, Galle- oder Schleimstörung ist. Und wenn Sie sich wirklich unwohl fühlen, dann müssen Sie natürlich einen Arzt aufsuchen, wenn es geht, einen tibetischen: Der ist aber schwierig zu finden – doch davon später.

Der tibetische Arzt – natürlich kann das nicht jeder, er muss sich schon darauf spezialisiert haben – kann mit der Urindiagnose noch mehr erkennen. Er kann zwischen Verdauungsproblemen im Allgemeinen und einer infektiösen Darm- und einer Leberentzündung im Besonderen unterscheiden oder zwischen einer einfachen Magenschleimhautreizung und einem Magengeschwür. Auch Erkrankungen der Atemwege, insbesondere bestimmte Formen von Tuberkulose, hohem Blutdruck und gewisse Tumorbildungen kann man an den Veränderungen des Urins – so sagen die Tibeter – erkennen. Wie die Puls-, so ist auch die Urindiagnose eine Kunst, die lange geübt werden muss. Sie wird normalerweise von den tibetischen Ärzten nur dann herangezogen, wenn die Pulstastung Zweifel lässt. Außerdem kostet sie natürlich ziemlich viel Zeit.

Wenn wir in unseren Praxen eine Harnanalyse machen, dann gezielt und meist dann, wenn Symptome einer Harnwegsinfektion bestehen. Wir können mit Teststreifen oder mit dem Mikroskop zu viele rote und weiße Blutkörperchen als Zeichen einer Entzündung der Harnwege und Eiweiß bei einer Nierenbeteiligung nachweisen. Eine rötliche Verfärbung zeigt eine Blutung an und eine bierbraune eine Leberentzündung.

Der Zuckergehalt des Urins kann geprüft werden oder der Gehalt an Bakterien. Insofern ist die Harnanalyse auch bei uns eine wichtige diagnostische Methode, die man aber wegen der völlig verschiedenen Basis in keiner Weise mit der tibetischen vergleichen kann.

Tibetische Diagnosetechniken und Therapien

Pickel auf der Zunge: die Zungendiagnose

Eigentlich würde ich die Zungendiagnose lieber mit Schweigen übergehen, weil ihre Aussagefähigkeit sehr begrenzt ist. Ich habe noch keinen tibetischen Arzt gesehen, der sie anders als wir praktiziert hat: Er lässt sich die Zunge herausstrecken und schaut flüchtig hin, so wie auch wir uns die Zunge unserer Patienten anschauen, ob sie trocken oder feucht, weißlich belegt oder rosig ist. Aber in Diskussionen nach einem Vortrag wird immer wieder danach gefragt.

- Eine Zunge bei einer Windstörung ist rot, trocken und rau und hat rote Pickel am Rand.
- Eine Zunge bei einer Gallenstörung hat einen dicken, hellgelben Belag. Alles schmeckt bitter.
- Eine Zunge bei einer Schleimstörung ist dick, bleich und glanzlos, sehr glatt und feucht.

Heilkraft aus der Natur

Nehmen wir einmal folgendes Beispiel: Sie sind immer müde und schlafen schlecht, morgens wachen Sie unlustig und mit Kopfschmerzen auf, gegen die auch Aspirin nur vorübergehend hilft. Sie nerven Ihre Umgebung mit Ihrer Gereiztheit; der Magen drückt, sobald Sie etwas essen, mal haben Sie Durchfall, mal sind Sie verstopft. Sie sind nicht mehr im Lot. Vielleicht glückt es Ihnen, mit der Urindiagnose herauszufinden, was Sie haben könnten: eine Windstörung. Sie sind nun in der Lage, Ihre Ernährung entsprechend zu ändern. Sie überlegen sich, was Sie vielleicht falsch machen, gehen in sich, lauschen in sich hinein. Denn all das, was im Hinterkopf sitzt, was Sie sich nicht bewusst machen können, das sucht nach einer Entlastung über den Körper. Erst wenn Sie den Fehler gefunden haben, können Sie daran arbeiten. Aber alles hilft nichts, Sie werden nicht fündig. Jetzt müssen Sie zum Arzt gehen. Denn theoretisch greift der tibetische Arzt erst jetzt mit seinen Medikamenten und anderen Methoden ein.

Heilkraft aus der Natur

Die Tibeter unterscheiden eine *innere Therapie* und eine *äußere Therapie*. Die innere Therapie basiert auf den verschiedensten Kräutermischungen. Sie werden vorzugsweise als Pillen eingenommen, können aber zur Entgiftung auch als Brechmittel oder als Einlauf gegeben werden. Sie können als Salbe in die Haut eingerieben, als Niespulver genutzt oder auch mit Hilfe von Räucherstäbchen eingeatmet werden. Auch das Baden in heilenden Gewässern gehört dazu – Wannenbäder wären für uns eine milde und angenehme Anwendungsform tibetischer Medizin.

Sie unterscheiden weiter zwischen einer *besänftigenden Therapie* und einer *ableitenden Therapie*. Alle Mittel, die in irgendeiner Form geschluckt werden – als Tees, Pulver, Tropfen, Sirupe oder Pillen – wirken besänftigend. Sie bringen die Säfte, die ihren normalen Sitz im Körper verlassen und sich in andere Regionen ausgedehnt haben, wieder auf ihren angestammten Platz zurück. Sie besänftigen das Durcheinander der Körperenergien. Mit Brech- und Abführmitteln, aber auch mit Schwitzen in heißen Quellen und heißen äußeren Anwendungen werden überschüssige Säfte nach außen abgeleitet. Der Körper wird von Schlacken gereinigt.

In Lhasa sind die Tibeter auf die Budgetierung durch die Chinesen angewiesen, in Dharamsala auf Spenden aus dem Ausland. Und hier wie dort steht nicht genügend Geld zur Verfügung, um alles Machbare zu realisieren. Das ist der Grund, weshalb sich die innere Therapie der tibetischen Ärzte weitgehend auf die Verschreibung von Pillen beschränkt. Die maschinelle Herstellung von Pillen ist in Lhasa wie in Dharamsala völlig identisch, weil an beiden Orten die gleichen Maschinen zur Herstellung eingesetzt werden. Die Rezepturen sind die gleichen, die Wirksamkeit wohl auch. Nur sind die Pillen aus Lhasa sehr viel

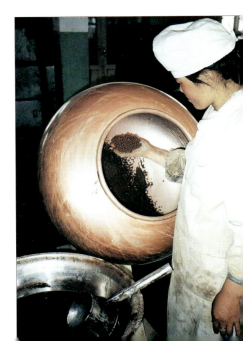

Eine moderne Maschine zur Herstellung von Kräuterpillen in Lhasa

härter und schon mancher Westler hat sich damit seine Zahnfüllungen ruiniert.

Wir wollen uns einmal ansehen, wie eine Kräutermedizin entsteht. Sonne und Mond, Licht und Schatten entscheiden über die Heilkraft einer Pflanze. Es ist ein langer Weg vom Wachstum der Pflanze über das Sammeln zur richtigen Zeit, das Lagern und Mischen bis hin zum Drehen der Pille in einer Maschine.

Die Pflanzen, die für die Heilkraft einer tibetischen Arznei entscheidend sind, kommen aus dem Hochhimalaja. Sie alle enthalten nicht eine ganz bestimmte heilende Substanz, die man extrahieren und im Labor „nachbauen" kann, sondern eine Fülle natürlicher chemischer Verbindungen. Natürlich gibt es auch Pflanzen, die, wie der Fingerhut, hauptsächlich einen einzigen definierten Wirkstoff enthalten – in diesem Fall Digitalis –, den man isolieren und nutzen kann. Das ist aber relativ selten und solche Prüfungen sind sehr kostspielig.

Die Wirksamkeit der Heilpflanzen ist ganz verschieden – je nachdem, ob sie in der Sonne oder im Schatten wachsen, an einem besonnten Süd- oder an einem Nordhang, hoch in den Schneebergen oder in der indischen Ebene. Pflanzen von einem schattigen Platz und solche aus großen Höhenlagen haben eine kühlende Wirkung und werden dementsprechend Arzneien gegen Hitzekrankheiten beigemischt. Pflanzen, die in der Sonne wachsen, wirken hitzend, ebenso solche, die aus geringen Höhenlagen oder der Ebene kommen. Es ist also für den tibetischen Pharmakologen wichtig zu wissen, woher die Pflanzen stammen, und ihren genauen Standort zu kennen.

Früher ist das relativ einfach gewesen. In bestimmten Jahreszeiten haben sich die Studenten an den Medizinschulen in Tibet mit einem Pharmakologen aufgemacht, um die Pflanzen in den Bergen selbst zu sammeln und dabei ihre botanischen Kenntnisse zu erweitern. Das ist auch heute noch der Fall. Aber der Bedarf an Rohstoffen ist ungleich größer als früher. In Lhasa wie in Dharamsala werden etwa 2000 Tonnen Rohstoffe jährlich verbraucht. Das lässt sich nicht mehr von wenigen Studenten sammeln, sondern man ist gezwungen, die Pflanzen von den Dorfbewohnern einer bestimmten Region oder von Soldaten, die dort stationiert sind, suchen zu lassen. Das geht nur so lange gut, als der zuständige Pharmakologe die Gegend selbst genau kennt und weiß, was wo wächst. Das wäre einfach zu steuern, wenn lediglich die Höhenlage in Betracht zu ziehen wäre. Schwieriger ist da schon die Beurteilung der hitzenden und kühlenden Heilkräfte je nach ihrem Standort in der Sonne oder im Schatten. Da wird man sich auf die Angaben der Pflanzensammler verlassen müssen.

Wenn man von einer Heilpflanze spricht, dann heißt das nicht, dass die ganze Pflanze heilend wirkt. Gerade solche aus dem Hochhimalaja können Teile haben, die ausgesprochen giftig wirken. Bei anderen sind nur die Wurzeln oder die Früchte medizinisch wirksam. Aber die größte Schwierigkeit besteht sicher darin, die Pflanzen als solche zu identifizieren, weil sie in den Lehrbüchern und in den verschiedenen Regionen oft völlig unterschiedlich benannt werden.

Rinden und Rindensekrete sammelt man im Frühjahr, bevor das Wachstum beginnt. Blüten, Früchte und Samen können je nach Pflanzenart vom späten Frühjahr bis in den Herbst hinein gepflückt werden. Die Blätter werden in der Regenzeit gesammelt, also etwa unserem Sommer und Spätsommer entsprechend, und Wurzeln, Äste und Zweige nach Abschluss der Wachstumsphase im Herbst.

Der nächste Schritt ist das Trocknen der Pflanzen und Pflanzenteile: Trocknet man Rohstoffe aus den Schneebergen im Schatten, so verstärkt das ihren kühlenden Effekt. Lässt man sie dagegen in der Sonne trocknen, so wird die heilende Wirkung aufgehoben. Das Gleiche gilt natürlich für Pflanzen, die in der Sonne oder im Schatten gewachsen sind. Die Änderung der pharmakologischen Eigenschaften durch die Aufbereitung wird auch später zu bedenken sein, wenn man die fertigen Pillen in der Sonne oder im Schatten trocknen lässt, auf einem besonnten Dach oder in einem kühlen Raum.

Die Rohstoffe werden in großen Säcken gelagert, dann sortiert, anschließend manuell klein geschnitten und von Verunreinigungen befreit. Dabei wird besonders auf Pilzbefall geachtet. Schließlich werden die Ein-

Tibetische Diagnosetechniken und Therapien

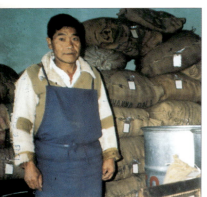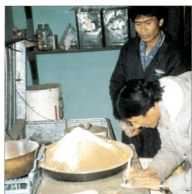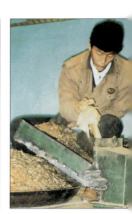

Lagerraum der Kräuter im Tibetan Medical Institute (links). Hier werden die Zutaten gewogen und gemischt (Mitte). Die Mischung kommt in eine Mühle (rechts).

zelbestandteile auf großen Waagen abgewogen. Die Gewichtsmengen bewegen sich dabei zwischen 100 g und mehreren Kilogramm. Heute wird diese Mischung nach schriftlich fixierten Rezepten vorgenommen, die in Lhasa in einem dicken Buch aufgeschrieben sind. Man zeigt dem Fremden zwar diese oder jene Seite, aber als ich naiverweise versuchte, eine Seite zu fotografieren, wurde mir das Buch mit einem strahlenden Lächeln vor der Nase zugeschlagen. Bis 1959 waren Angaben im metrischen Gewichtssystem nicht üblich und die Rezepturen wurden dem Schüler vom Pharmokologen mündlich weitergegeben. Die Herstellung der Kräuterpillen war damit eine Geheimwissenschaft und ist es bis zu einem gewissen Grade auch heute noch.

Die fertige, fein geschnittene Mischung kommt dann in eine Mühle, wo sie in verschiedenen Arbeitsgängen immer feiner zermahlen und dann in einem weiterem Arbeitsgang in modernen Mischtrommeln zu einem Pulver verarbeitet wird. Dieses Produkt wird dann in Drehtrommeln gegeben, in denen durch manuelles Hinzufügen von Wasser Pillen von Erbsen- bis zu Haselnussgröße entstehen. Sie werden, wie schon beschrieben, dann in der Sonne oder im Schatten getrocknet und sind etwa ein Jahr haltbar.

Die sanften Pillen der Tibeter

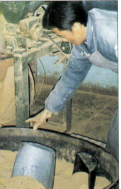 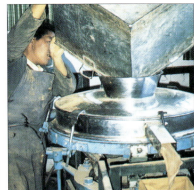 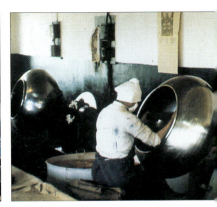

Aus der Mühle kommt ein grobes Pulver (links). Es wird zur feineren Pulverisierung in eine Mischtrommel gegeben (Mitte). In Drehtrommeln wird das Arzneipulver durch Zufügen von Wasser zu Pillen verarbeitet (rechts).

Entsprechend dieser Produktionsweise wird jede Charge der Pillen etwas unterschiedlich gemischt sein. Bei derart komplexen Kräutermischungen werden dadurch aber Arzneimittelsicherheit, Verträglichkeit und Wirksamkeit nicht beeinträchtigt. Dies entspricht jedoch nicht den gesetzgeberischen Vorschriften für die Arzneimittelherstellung bei uns und ist damit eines der Probleme, die einen Import tibetischer Heilmittel verhindern.

Die sanften Pillen der Tibeter

Die wichtigste Eigenschaft einer tibetischen Arznei ist ihr Geschmack. Es wurde schon bei der Besprechung der Nahrungsmittel erklärt, dass die sechs Geschmacksrichtungen die vier Großen Elemente als Basis haben. Alle Pflanzen, die zu Heilmitteln verarbeitet werden, spiegeln jeweils die Eigenschaften der Elemente wider, die in ihrem Aufbau überwiegen. Wenn der tibetische Arzt den Geschmack eines Heilmittels kennt, dann kann er auch exakt seine Wirkung vorhersagen. Das gilt genauso für einen Teil einer Pflanze wie für eine fertige Kräuterpille. Wenn heute aus-

Tibetische Diagnosetechniken und Therapien

gestorbene oder nicht mehr erhältliche Pflanzen durch andere ersetzt werden müssen, dann nimmt man dazu nicht – nur – Pflanzen aus der gleichen Familie, sondern andere, deren medizinisch verwendbaren Teile genauso schmecken. Das klingt einfacher, als es ist, da dabei auch der Geschmack nach der Verdauung berücksichtigt werden muss – und das ist, so erklären die tibetischen Pharmakologen, ziemlich schwierig.

Die Körpersäfte spiegeln die Eigenschaften der Elemente wider. Bei einer Zunahme eines oder mehrerer Säfte gerät auch die harmonische Mischung der Eigenschaften aus dem Lot. Soll die Arznei wirken, dann muss sie so komponiert sein, dass ihre Eigenschaften dem Aufbrausen der Säfte entgegenwirken. Unähnliche Eigenschaften besänftigen, ähnliche heizen an, genauso wie wir das bei den Nahrungsmitteln gesehen haben. Die Minderung eines Saftes wird allerdings eher durch eine Änderung der Ernährung und des Verhaltens ausgeglichen als durch Arzneimittel.

Will man eine Hitzekrankheit behandeln – sagen wir, eine fieberhafte Entzündung der Gallenblase –, dann mag dafür eine ganz bestimmte Pflanze geeignet sein. Sie hat aber möglicherweise selber einen hitzenden Effekt und würde die Krankheit damit verschlimmern. Um den spezifischen Effekt zu erhalten, die Nebenwirkung aber auszuschalten, muss eine andere Pflanze mit kühlendem Effekt hinzugegeben werden. Wenn die Kräuter, welche ursächlich auf die Krankheit wirken, beispielsweise auf den Magen schlagen, dann wird auch diese unerwünschte Nebenwirkung durch den Zusatz anderer Kräuter neutralisiert. Viele Pillen enthalten Zusätze, welche dafür sorgen, dass die „Verdauungshitze" ausgeglichen arbeitet: Tibetische Arzneien sind genauso sorgfältig komponiert wie eine erlesene Mahlzeit.

Die Pharmakologen der Tibeter sagen, dass 80 % der Bestandteile einer Arznei auf eine spezifische Störung zielen und 20 % der Kompensation von Nebenwirkungen dienen. Jedes Medikament enthält mindestens drei Komponenten gegen eine spezifische Störung:

◆ Die erste ist gegen die Hitze- oder Kältestörung gerichtet,
◆ die zweite gegen die Störung der Säfte,
◆ die dritte zielt direkt auf das erkrankte Organ oder Gewebe.

88

Deshalb enthalten die Kräuterarzneien zwischen fünf und 35 Einzelbestandteilen, manche auch mehr. Das ist aber ein weiterer Grund, warum sie nicht nach Deutschland importiert werden dürfen. Auch unsere
eigenen althergebrachten Pflanzenheilmittel mussten vor einigen Jahren
vom Markt genommen werden, wenn sie mehr als vier Einzelbestandteile
enthielten.

Tibetische Medikamente sind gut verträglich und haben kaum Nebenwirkungen, wenn man die Dosierung befolgt. Tut man das nicht und
nimmt die Medikamente nach der schönen Regel „Doppelt genäht hält
besser" ein, dann kann das fatale Wirkungen haben. Jede Arznei – das ist
eine alte Medizinerweisheit – kann zu Gift werden, wenn man zu viel davon nimmt. So wie auch jedes Gift heilen kann, wenn man es, wie das die
Homöopathen machen, ausreichend verdünnt.

Die Ärzte verschreiben fast immer zwei oder drei verschiedene Sorten
von Pillen gleichzeitig, von denen jeweils wiederum je zwei oder drei Pillen zwei- oder dreimal täglich genommen werden müssen. Man nimmt
sie nach dem Essen, kann sie zerkauen und mit etwas Flüssigkeit hinun-
terspülen, aber auch mit einer Knoblauchpresse zerquetschen, in eine
Tasse geben und heißes Wasser darüber gießen. Tibetische Pillen haben
einen sehr intensiven Geschmack und Geruch, den man so leicht nicht
vergessen wird.

Auch die Einnahmezeit spielt eine Rolle. Das wird verständlich, wenn
wir uns an das Pulsieren der Säfte im Laufe eines Tages erinnern. Medikamente gegen Schleimkrankheiten nimmt man morgens ein, Pillen gegen
Windkrankheiten abends und kühlende Medizin gegen Hitzestörungen
nach dem Mittagessen. Der tibetische Arzt wird das natürlich in seiner
Verordnung für Sie vermerken.

Das Tibetan Medical Institute stellt heute 130 verschiedene Medikamente her. Früher waren es weit mehr, aber diese Menge ist durchaus
ausreichend. Man geht hier im Westen wie bei den Tibetern davon aus,
dass ein Arzt den Umgang mit 60 bis 80 Medikamenten maximal beherrscht und damit das Spektrum der meisten Krankheiten abdecken
kann. Natürlich muss man bei seltenen Krankheiten auch auf andere Arz-

Tibetische Diagnosetechniken und Therapien

neien zurückgreifen können, über die man sich gegebenenfalls belesen muss oder man muss einen Kollegen fragen, der es besser weiß. Tibetische Heilmittel kann man prinzipiell bei allen Krankheiten einsetzen. Sie wirken – wie unsere Medikamente auch – bei einigen Krankheiten besser, bei anderen weniger gut. In einem späteren Kapitel gehe ich darauf noch sehr ausführlich ein.

Heilende Metalle und heilende Juwelen

Manche der Kräuterpillen enthielten früher tierische Zusätze, welche den Effekt der Kräuter bei bestimmten Krankheiten verstärken. Das waren bis vor einigen Jahren Fleisch und Haut von Schlangen, Gallensteine von Bären und Kühen, Horn von Wildziegen und Rhinozeros, Schafs- und Kaninchenherzen, Ziegenleber, Muscheln von Schnecken und Seemuscheln und Urin von Kühen. In Tibet gab es noch viele andere. Daraus wird ein Extrakt angefertigt – ähnlich wie man einen Fleischextrakt herstellt –, der dann den Kräutern zugesetzt wird.

Im Westen stößt die Benutzung von Organteilen zu medizinischen Zwecken heute auf Ablehnung. Aber sie entspricht einer weit verbreiteten asiatischen Tradition. In jeder Apotheke in Korea, Hongkong oder Thailand überfällt einen der Ekel, wenn man die vielen getrockneten Tierorgane sieht, die dort angeboten werden. Wer einmal auf einem asiatischen Markt in die traurigen Augen eines gefangenen „Fliegenden Hundes" geschaut hat, der zu einem Aphrodisiakum verarbeitet werden wird, der rührt wahrscheinlich keine Medizin mehr an, die Tierorgane enthält. Aber auch die Tibeter im Exil sind ökologisch bewusster geworden und ersetzen sie durch Pflanzenextrakte mit ähnlicher Wirkung.

Eine Spezialität der tibetischen Medizin und zugleich ein Exportschlager sind die „wertvollen Pillen", auch „Juwelenpillen" genannt. Sie sind sozusagen das Nonplusultra der tibetischen Pharmakologie und in keiner anderen traditionellen Medizin zu finden.

Dazu werden neben Kräutern Metalle, Mineralien und Edelsteine verarbeitet: Alabaster, Blei, Bronze, Diamanten, Eisen, Gold, Korallen, Kup-

90

fer, Lapislazuli, Onyx, Perlen, Saphire, Silber, Smaragde, Quecksilber, Türkise sowie verschiedene Salze und Schwefel. Sie helfen unter anderem bei der Auflösung von Gallen- und Nierensteinen, bei Augen- und Leberleiden, bei Nervenkrankheiten wie der Epilepsie, bei Vergiftungen und Krebs. Gold und Quecksilber wirken auch verjüngend: Die heilende Wirkung von Metallen, Mineralien und Edelsteinen wurde zu allen Zeiten und in allen Erdteilen von Heilern genutzt.

Die Bestandteile werden natürlich gereinigt und entgiftet, besonders die Schwermetalle, welche die Kranken sonst nicht heilen, sondern ziemlich schnell ins Jenseits befördern würden. Die Techniken sind uralt, müssen aber gerade heute und gerade im Westen, wo die Arzneimittelsicherheit durch gesetzliche Bestimmungen fest verankert ist, immer wieder neu hinterfragt werden.

Untersuchungen von Professor Aschoff an der Neurologischen Universitätsklinik in Ulm haben gezeigt, dass der Quecksilbergehalt in den Juwelenpillen in verschiedenen Chargen auch des gleichen tibetischen Herstellers unterschiedlich hoch ist. Der Quecksilberanteil von zwei bis drei Juwelenpillen überschreitet bereits die von der Weltgesundheitsorganisation festgesetzte Jahreshöchstgrenze. Professor Aschoff, durchaus ein Kenner der tibetischen Medizin, meint, es sei nicht vertretbar, eine quecksilberhaltige Medizin zu erproben, zu propagieren oder anzubieten.

Obwohl bei uns die Furcht vor einer Amalgamvergiftung weit verbreitet ist, werden Juwelenpillen gerade von solchen Personen, die sonst in ständiger Furcht vor Vergiftungen leben, manchmal bedenkenlos eingenommen. Die Erklärung dafür ist irrational, aber einfach: Alles, was mit „Tibet" verbunden ist, trägt sozusagen einen Heiligenschein, ist sakrosankt. Ich habe aber Patienten gesehen und von anderen gehört, die mit allen Zeichen einer Quecksilbervergiftung in ein Krankenhaus kamen, nachdem sie derartige Pillen von lokalen Heilern in Nepal bekommen hatten. Ich kann also nur davor warnen, sich Juwelenpillen zu kaufen, wenn man nicht genau weiß, wo sie produziert worden sind.

Trotzdem: Es sind Fälle verbürgt, in denen Patienten durch die Einnahme vieler Juwelenpillen geheilt wurden, obgleich am Ende der Behandlung der Quecksilbergehalt jedes erlaubte und nach Meinung westlicher Toxikologen zuträgliche Maß weit überschritten hat. Dies waren Pillen aus dem Tibetan Medical Institute in Dharamsala, also aus der Apotheke des Dalai Lama. Ganz offenbar bewirkt der höchst komplizierte Prozess zur Reinigung des Quecksilbers und anderer Zutaten doch eine Entgiftung: Dabei wird das giftige Quecksilber in Quecksilbersulfit überführt, das biologisch inaktiv ist.

Die „wervollen Pillen" sind absolut keine Wunderpillen und kein Allheilmittel. Das muss man ganz klar sagen. Früher wurden sie einem Patienten erst dann gegeben, wenn die Kräuterpillen und andere Methoden keine ausreichende Besserung gebracht hatten. Heute werden insbesondere im Westen die Pillen bereits bei der ersten Konsultation verordnet. Auf meine Frage, warum man das tue, bekam ich kürzlich mit entwaffnender Offenheit die Antwort: „Doktor, die Pillen sind so gut und so hilfreich, dass man die Kranken nicht zu lange darauf warten lassen sollte."

Tibetische Ärzte empfehlen, sie regelmäßig zur Erhaltung der Gesundheit einzunehmen. Sie stabilisieren das Gleichgewicht der Säfte und sorgen damit für die Bildung „reiner Nahrungsessenz" in bester Qualität. Diese ist wiederum wichtig für die Erneuerung der Körpergewebe und beugt damit vorzeitiger Alterung vor.

„Wertvolle Pillen" können nach Ansicht tibetischer Ärzte alle Krankheiten heilen, die durch eine Störung der drei Säfte entstehen. Sie werden auch im Kalachakra Tantra erwähnt. Diese höchste Weisheitslehre, mit deren Hilfe ein Buddhist noch in diesem Leben die Buddhaschaft erreichen kann, wurde von Buddha Sakyamuni ein Jahr nach seiner Erleuchtung in Bod Gaya verkündet. Darin heißt es, dass die wertvollen Pillen in einer Weltzeit, in der es zu einer nicht vorstellbaren Verunreinigung der Erde durch Strahlen und chemische Stoffe kommen werde, eine große Bedeutung bekommen würden: Dr. Choedrak, den ich schon mehrmals erwähnt habe, hat sie bei den Opfern von Tschernobyl eingesetzt, und zwar, wie er sagt, mit großem Erfolg.

Im Tibetan Medical Institute werden derzeit sieben Juwelenpillen hergestellt, die entsprechend der bekannten Unterscheidung von Hitze- und

Heilende Metalle und heilende Juwelen

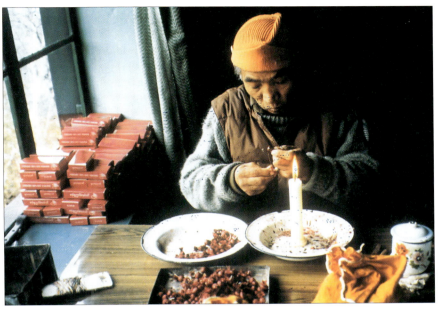

Die Juwelenpillen werden nach ihrer Herstellung sorgsam verpackt und versiegelt.

Kältekrankheiten eine hitzende oder kühlende Qualität haben. Alle sieben Pillen haben die gleiche Basis, eine Mischung aus gereinigtem Quecksilber, Schwefel und 16 anderen Mineralien und Metallen. Diese Basis heißt „Rinchen Tsothel". Die Entgiftung der Mineralien und Metalle ist der schwierigste Schritt. Der ganze Prozess dauert vier Monate und nimmt 20 Personen in Anspruch. Nur die besten Studenten werden zu einer entsprechenden Ausbildung, die zwei Jahre und länger dauern kann, zugelassen.

Die Juwelenpillen enthalten natürlich auch Arzneipflanzen, die anders als bei der früher geschilderten Herstellung der Kräuterpillen hier zu einem Brei gekocht werden. Aus 100 kg Arzneipflanzen ergibt sich danach ein Extrakt, der nur noch 10 kg wiegt. Die fertigen Pillen enthalten zwischen 25 und 165 Einzelbestandteile und werden außer bei den weiter oben erwähnten Krankheiten auch bei Schuppenflechte, Gangrän, Leukä-

Tibetische Diagnosetechniken und Therapien

mie, schwerem insulinabhängigem Diabetes und bei so genannten inneren Krebsen wie Magen- oder Lungenkrebs gegeben, die als schwer behandelbar gelten. Ihre Haltbarkeit ist im Gegensatz zu den einfachen Kräuterpillen unbegrenzt. Ich verzichte ganz bewusst darauf, hier die Zusammensetzung der einzelnen Pillen mit ihrer jeweiligen Indikation anzugeben, da sie ohnehin niemals im „Selfservice" ohne vorherige Pulsdiagnose und Verschreibung durch einen tibetischen Arzt eingenommen werden dürfen.

Stechen, Sengen und Brennen: eine unsanfte Therapie

Die äußere Therapie soll nach oder neben einer Behandlung mit Kräuterarzneien überschüssige Säfte aus dem Körper entfernen. Bis auf die tibetische Form des Aderlasses sind alle Techniken hitzend und deshalb nur für Wind- und Schleimstörungen geeignet. Es gibt dafür zahlreiche Punkte auf der Haut, die auf den medizinischen Thangkas genaustens illustriert sind. Diese Punkte entsprechen sehr oft den chinesischen Akupunkturpunkten.

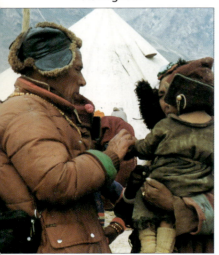

Eine schwierige Kunst: ladakhischer Heiler bei der Pulsdiagnose

Die alten chinesischen Ärzte haben die Verbindung zwischen außen und innen des Körpers schon früh in ihrer Meridianlehre – einem System von Leitbahnen, in denen die Energie fließt – systematisiert und mit der Akupunktur eine Technik entwickelt, mit der über die Nadelung der Haut auch die inneren Organe beeinflusst werden können. Aber auch in unserer Medizin kennen wir Punkte und Areale der Haut, über die man die Funktion innerer Organe physiotherapeutisch beeinflussen kann.

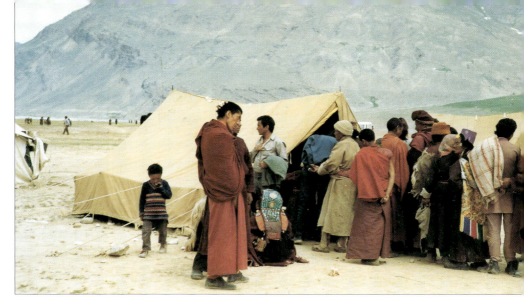

Ambulanzzelt eines Heilers in Ladakh

Äußere Heilmethoden sind:
- Aderlass
- tibetische Akupunktur (Behandlung mit der Goldenen Nadel)
- Moxibustion und „Golden Moxa"
- Kauterisation (Behandlung mit dem Brenneisen)
- Schröpfen (Cupping)
- tibetische Massage (San Nye).

Beim *Aderlass* nimmt man nicht etwa Blut ab, sondern sticht mit einem spitzen Instrument meist in die Nasenspitze oder in die Stirnader und lässt ein paar Tropfen Blut austreten. Es werden dafür über 70 Stellen in den Medizinbüchern der Tibeter angegeben, die aber heute kaum noch benutzt werden. Der Aderlass ist eine ableitende Methode bei Hitzekrankheiten, Fieber und bei bestimmten Augenkrankheiten.

Auch die *Behandlung mit der Goldenen Nadel* ist eine Spezialität der tibetischen Medizin. Sie ist eine sehr eingreifende Methode bei Wind- und Schleimstörungen ernster Natur und wird nur bei ganz spezifischen Krankheitsbildern eingesetzt: Dazu gehören unter anderem die Epilepsie und Durchblutungsstörungen des Hirns mit starkem Schwindel. Auch nach einem Schlaganfall und bei Psychosen setzt man diese Therapie ein.

95

Die Technik ist sehr drastisch und schmerzhaft. Der Patient steht oder sitzt dabei und der Arzt nimmt eine etwa 7–10 cm lange goldene Nadel von der Dicke einer Stopfnadel und sticht sie tief in die Haut ein. Eine bevorzugte Stelle ist die kleine Fontanelle am Hinterkopf, andere Punkte liegen auf dem Scheitel, neben der Hals- und Brustwirbelsäule und über dem Brustbein. Pro Sitzung wird nur über einen einzigen Punkt behandelt. Diese Therapie wird oft von bestimmten Riten begleitet, auf die ich später noch zurückkomme. Sie darf auch nicht am Schwarzen Tag des Kranken durchgeführt werden, den der Arzt, der ja auch eine astrologische Ausbildung hat, relativ einfach anhand dreier Kalender bestimmen kann: Das ist ein deutlicher Hinweis dafür, dass durch die Behandlung auch feinstoffliche Bereiche des Körpers angesprochen werden.

Die *Moxibustion* (Brennung mit Moxaheilkraut = Beifuß) wirkt hitzend und wird bei Lähmungen, Hirnblutungen, bei schmerzhaften Gelenk- und Muskelerkrankungen und bei einer Fülle von psychosomatischen und psychovegetativen Störungen mit Schwindel, Schlaflosigkeit und Kopfschmerzen eingesetzt. Sie ist die wichtigste Methode in der Behandlung von Geisteskrankheiten und Psychosen und kann damit auch Patienten heilen, die von bösen Geistern besessen sind oder von Dämonen, die das Pulsieren der Windenergie im feinstofflichen Körper blockieren.

Wir haben schon früher gesehen, dass Windstörungen etwas mit psychosomatischen Beschwerden in unserer Ausdrucksweise zu tun haben. Viele Störungen der Windenergie entstehen natürlich lediglich aufgrund konkreter äußerer Faktoren. Wenn aber Bewusstsein und Emotionen – oder anders ausgedrückt Ängste, Spannungen, Depressionen oder unkontrolliert triebhaftes Verhalten – übermächtig werden, dann ist immer auch der feinstoffliche Körper betroffen. Das ist gemeint, wenn von Dämonen und bösen Geistern die Rede ist.

Auch bei uns wenden Ärzte für Naturheilverfahren und Heilpraktiker die Moxibustion an, aber in wesentlich sanfterer Form. Die Tibeter sind da robuster. Sie brennen Beifußkraut, das zu kleinen Kegeln gedreht wird, direkt auf der Haut ab, lassen es abbrennen und blasen dann die restliche Glut aus. Es bleiben Narben zurück, die wie Pockennarben lebenslang sichtbar bleiben und dem Kundigen verraten, dass hier eine Moxibustion durchgeführt wurde. Auch dabei werden begleitend häufig Gebete und Mantras gesprochen. Es gibt 71 Stellen für die Moxibustion, am häufigsten werden Punkte über den Rückenwirbeln und dem Brustbein genommen. In besonders schweren und hartnäckigen Fällen kann Beifuß auch auf eine Goldene Nadel gewickelt und angezündet werden. Dadurch erhitzt sich die Nadel, die vorher in die große Fontanelle, eine Delle auf der Höhe des Scheitels, eingestochen wird. Das heißt Golden Moxa.

Ähnlich ist die *Behandlung mit dem Brenneisen* bei bestimmten Störungen und Verletzungen von Nerven, die nicht so sehr auf die feinstofflichen Energiebahnen als vielmehr auf ganz bestimmte Nerven zielt. Freilich kann man das in der tibetischen Medizin nie so genau trennen.

Die tibetischen „Nerven" sind anatomisch nicht nachweisbar. Es sind „Kanäle" oder „Gefäße", welche Energie transportieren. Sie gehen vom Hirn aus – dem Sitz von Schleim – und werden in „innere" und „äußere" Nerven unterschieden. Neben Unfällen können Störungen der drei Säfte, Erbleiden und chronische Entzündungen die Nerven schädigen. Einige Nervenkrankheiten, bei denen dann ein schlechtes Karma im Hintergrund zu vermuten ist, sind unheilbar, andere kann man mit Kräutern und Juwelenpillen heilen und eine dritte Gruppe mit Brennungen, also mit Moxibustion, dem Brenneisen oder mit einer Kombination davon. Man kann sicher nicht sehr genau im Voraus sagen, welche Nervenkrankheit unheilbar sein wird und bei welcher eine hitzende äußere Anwendung helfen kann. Es hängt vom Ausmaß der Verletzung (beispielsweise bei einer Querschnittslähmung) oder vom Stadium der Krankheit (zum Beispiel bei einer multiplen Sklerose) – mit anderen Worten: völlig vom Einzelfall ab. Natürlich in ganz besonderer Weise auch von der Erfahrung und dem Können des behandelnden Arztes.

Brenneisen bestehen aus einem circa 20 cm langen Metallstab, von dem ein 1–2 cm langer Ansatz rechtwinklig abgeht. Er endet in einer punktförmigen Spitze oder einer Platte verschiedener Größe. Diese Spitze beziehungsweise Platte ist aus Kupfer und mit Gold überzogen. Sie wird erhitzt und auf die gleichen Stellen aufgesetzt wie bei der Behandlung mit der Goldenen Nadel oder der Moxibustion, aber auch dort, wo die tibetischen Nerven an den Armen oder Beinen verlaufen. Die Behandlung wird immer von oben nach unten durchgeführt und oft mit einer „Golden-Moxa"-Behandlung verbunden.

Auch das *Schröpfen* ist bei den Tibetern viel drastischer als bei uns. Statt der gläsernen Schröpfköpfe, wie sie bei uns in der naturheilkundlichen Praxis zur Anwendung kommen, nehmen die Tibeter kupferne Metallbecher, die vorher erhitzt oder auch mit brennendem Beifuß oder brennendem Papier gefüllt werden. Wichtig ist, dass die Haut vorher angefeuchtet wird, damit sie durch die Hitzeeinwirkung nicht verbrennt. Der Becher wird auf die Haut aufgesetzt und nach einigen Minuten wieder abgezogen. Lokal kommt es dadurch zu einer massiven Schwellung mit einer Blutansammlung, die längere Zeit bestehen bleibt. Man kann dieses Hämatom auch anritzen, die Behandlung nochmals wiederholen und damit Blut abziehen, also einen kleinen Aderlass machen. Bei Nervenstörungen leichter Art – zum Beispiel bei Ischias – und bei allen Arten von Rücken- und Muskelschmerzen ist das Schröpfen eine einfache und oft hilfreiche Methode. Wenn man hier (wie bei den anderen äußeren Behandlungen) zuschaut, fragt man sich allerdings unwillkürlich, ob dies wirklich „Tibets sanfte Medizin" ist.

Die *Tibetische Massage* – eine Art Akupressur – wird nicht von Ärzten (zumindest heute nicht mehr) durchgeführt, sondern ist eine Domäne der Frauen aus dem Volk und gehört damit zur Volksmedizin. Soweit ich weiß, ist sie in der Mongolei und Burjatien auch heute noch sehr verbreitet. Die Technik heißt auf tibetisch San Nye, wobei San „Energiekanal" oder „Blutpassage" bedeutet und Nye „Massage". Es wird also damit der Blutfluss und der Fluss der Energien verbessert.

Man benutzt dazu bestimmte Stellen an den unbedeckten Körperteilen. Andere an Bauch und Rücken, die in den „Vier Tantras" erwähnt sind, wurden und werden selten oder gar nicht benutzt, teils um das Schamgefühl nicht zu verletzen, teils wegen der großen Kälte in Tibet. Aus den gleichen Gründen sind auch Massagen des ganzen Körpers praktisch unbekannt. Die Massage wird genauso wie bei uns bei Rücken- und

Muskat und Butterschmalz: Massieren auf Tibetisch

Kopfschmerzen, bei Ischias und anderen Neuralgien, bei Lähmungen und bei Schlaflosigkeit in Verbindung mit Spannungszuständen angewendet. Bei Entzündungen, Fieberkrankheiten und Hitzestörungen ist sie nicht indiziert.

Muskat und Butterschmalz: Massieren auf Tibetisch

Beschäftigen wir uns noch ein wenig mit der tibetischen Massage, die durchaus auch zur Selbstbehandlung geeignet ist. Dazu müssen Sie sich erst einmal selbst ein Kräuterfett herstellen, das Sie dann an bestimmten Punkten einmassieren. Am besten nimmt man dazu die Kuppe des Mittelfingers und massiert rotierend im Uhrzeigersinn oder mit kurzen Strichen 3-, 7- oder 21-mal die betreffende Stelle.

Als Fettbasis eignet sich Butterschmalz, das Sie fertig kaufen oder sich auch selbst leicht herstellen können:

▶ 250 g frische Butter werden in einer schweren Pfanne bei mittlerer Hitze zerlassen.

▶ Sobald Schaum aufsteigt, diesen abschöpfen und die Butter bei kleiner Hitze weiter kochen lassen.

▶ Von Zeit zu Zeit den Schaum abschöpfen, bis keine Bläschen mehr aufsteigen.

Jetzt ist die Butter geklärt und man kann sie abgießen. Wenn Sie das Butterschmalz auch zum Kochen verwenden wollen, dann geben Sie beim Zerlassen der Butter vier Gewürznelken hinzu.

Vermischen Sie nun das Butterschmalz mit weiteren Zutaten zu feinen Massagepasten. Ich gebe Ihnen sechs verschiedene Pasten (Rezepte siehe Seite 102).

Falls Sie sich diese Pasten nicht herstellen können, massieren Sie sich mit erhitztem Sesamöl.

Die Punkte, die Sie kennen sollten, finden Sie folgendermaßen:

◆ **Punkt 1:** Gehen Sie mit zwei Fingerspitzen von beiden Ohrspitzen gerade aufwärts bis zur Mittellinie des Scheitels. Von der Stelle, wo sich die beiden Finger berühren, gehen Sie 1–2 cm nach hinten in Rich-

Tibetische Diagnosetechniken und Therapien

tung Hinterkopf. Dort fallen Sie mit dem Finger in eine kleine Delle, das ist der gesuchte Punkt, die große Fontanelle. Haben Sie keine Angst, den Punkt zu verfehlen: Wir sprechen von Punkten, aber in Wirklichkeit sind das Flächen von der Größe Ihrer Fingerkuppe.

◆ **Punkt 2:** Sie gehen jetzt von Punkt 1 weiter in Richtung Hinterkopf und fallen dann wieder in ein deutlich tastbares Loch in der Mittellinie. Das ist die kleine Fontanelle.

◆ **Punkt 3:** Gehen Sie von dort die Halswirbelsäule hinunter bis etwa zur Höhe der Schulter. Auf der Spitze des am stärksten vorspringenden Wirbels, des 7. Halswirbels, liegt der gesuchte Punkt.

◆ **Punkt 4:** Der Wirbel darunter ist der 1. Brustwirbel. Gehen Sie weiter nach unten und zählen Sie die Wirbel ab: Der 5. Brustwirbel ist die gesuchte Stelle.

◆ **Punkt 5:** Er liegt einen Wirbel darunter.

◆ **Punkt 6:** Gehen Sie wieder zurück zu Punkt 2. Wenn Sie mit dem Daumen eine Ohrspitze und mit dem Zeigefinger Punkt 2 anfassen, dann liegt der Punkt etwa 3 Fingerbreit seitlich von Punkt 2 auf dieser Verbindungslinie in einer kleinen Delle. Er ist deutlich empfindlich und natürlich beidseits vorhanden.

◆ **Punkt 7:** Gehen Sie von den Ohrspitzen jetzt zwei Fingerbreit nach vorn in Richtung Stirn. Sie finden dann beidseits eine kleine Vertiefung, die auf Druck sehr schmerzhaft ist.

◆ **Punkt 8:** Er liegt beidseits in der Mitte der Augenbrauen in einer kleinen Vertiefung.

◆ **Punkt 9:** Eine deutlich druckempfindliche Stelle am äußeren Augenwinkel etwa 1 Fingerbreit oberhalb des Jochbeines.

◆ **Punkt 10:** Sie finden diesen Punkt, wenn Sie mit dem Finger am oberen Ende des Brustbeines nach hinten in die Halsgrube fahren. Er ist deutlich empfindlich.

◆ **Punkt 11:** Er liegt in der Mitte des Brustbeins genau zwischen den Brustwarzen bzw. bei Frauen zwischen dem Ansatz der Brüste.

◆ **Punkt 12:** Zwischen dem Nagel der Großzehe und dem folgenden Gelenk finden Sie in der Mittellinie diesen schmerzhaften Punkt.

Muskat und Butterschmalz: Massieren auf Tibetisch

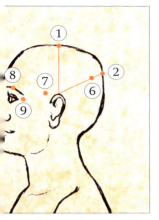
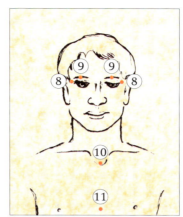
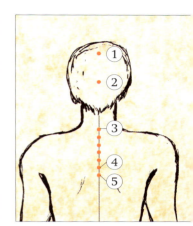

Die Massagepunkte

Behandlung von Schlaflosigkeit

Reiben Sie die Punkte 1–4 nacheinander mit der Paste 4 ein. Wenn Sie nachts Herzklopfen oder Herzjagen haben, dann können Sie zusätzlich die Punkte 10 und 11 mit der Paste 2 massieren.

Falls Sie im Sommer nicht schlafen können, nicht weil Sie krank sind, sondern weil es einfach zu heiß ist, nehmen Sie eine Schüssel mit sehr kaltem Wasser und geben einige Tropfen Sandelholzöl dazu. Wenn Sie ihre Füße 20 Minuten darin gebadet haben, können Sie sicherlich besser schlafen.

Behandlung von Spannungskopfschmerzen

Massieren Sie nacheinander die Punkte 1, 2 und beidseits 6, 7, bei lang anhaltenden Schmerzen auch die Punkte 3–5. Nehmen Sie dazu die Paste 1 oder, wenn Sie besonders ängstlich, unruhig und gespannt sind, Paste 3.

Bei reinen Stirn- und Schläfenkopfschmerzen können Sie auch die Kombination für „müde" Augen versuchen.

Bei den ersten Anzeichen einer Migräneattacke sollten Sie sich die Schläfen mit Pfefferminzöl einreiben. Das ist allerdings kein tibetisches Rezept.

Tibetische Diagnosetechniken und Therapien

Massagepasten

▶ **Nr. 1:** 2 TL Butterschmalz
1 TL Muskatnuss
1 TL geschrotete Gerste
Anwendung bei Spannungskopfschmerzen,
Schlaflosigkeit, Schwindel und Nervosität

▶ **Nr. 2:** 1 TL Butterschmalz
1 TL Muskatpulver
Anwendung bei Ruhelosigkeit mit Herzjagen,
Angstgefühlen und innerer Spannung

▶ **Nr. 3:** $1^1/_2$ TL Butterschmalz
1 TL Muskatpulver
1 TL Anispulver (in der Apotheke erhältlich)
Anwendung bei Depression und Angstgefühlen

▶ **Nr. 4:** $^1/_2$ TL Butterschmalz
1 Prise Moschuspulver (Moschuskörner sind in der Apotheke erhältlich. Man kann sie im Mörser zerstampfen.)
Anwendung bei Schlaflosigkeit

▶ **Nr. 5:** 1 TL Butterschmalz
1 TL Ingwerpulver
Anwendung bei schmerzhafter Verspannung in den Schläfen,
im Nacken und oberen Brustbereich

▶ **Nr. 6:** $1^1/_2$ TL Butterschmalz
1 TL Anispulver
Anwendung bei „müden" Augen

Muskat und Butterschmalz: Massieren auf Tibetisch

Behandlung von Schwindel und Ohrensausen

Die Ursache dafür können Blutdruckveränderungen sein, wobei Sie selbst nicht entscheiden können, ob Ihr Blutdruck zu hoch oder zu niedrig ist. Solche Beschwerden können auch mit einem Halswirbelproblem zusammenhängen oder stressbedingt sein. Fragen Sie also in jedem Fall Ihren Arzt, wenn solche Symptome zum ersten Mal und unerwartet auftreten.

Massieren Sie nacheinander die Punkte 1, 2, beidseits 6, 7 sowie 10, 11, eventuell auch 3–5. Nehmen Sie dazu die Pasten 1 oder 2 oder, wenn Sie starke Ängste haben und ganz mutlos und niedergedrückt sind, die Paste 3.

Behandlung von nervösen Herzbeschwerden

Massieren Sie die Punkte 3–5, 10 und 11 mit der Paste 2.

Behandlung von „müden" Augen

Wenn Sie Ihre Augen überlastet haben, zum Beispiel am Computer, nehmen Sie die Paste 6 und massieren damit einige Minuten die Punkte 7, 8 und 9 beidseits. Das können Sie auch bei Stirn- und Schläfenkopfschmerzen machen.

Behandlung von verspannten Nacken- und Schultermuskeln

Massieren Sie mit der Paste 5 die Punkte 1–5 sowie 6, 7 und 12 beidseits. Außerdem können Sie alle Stellen massieren, die druckschmerzhaft sind. Sie finden sich vor allem in den Schläfen, am Ansatz der Halsmuskeln am Hinterkopf in zwei deutlich schmerzhaften Grübchen, neben der Halswirbelsäule, auf der Höhe der Schulter und unterhalb der Schlüsselbeine in den Brustmuskeln.

Behandlung von Kreuzschmerzen

Hier ist die Punktmassage nicht so erfolgreich, zumal man selbst das Kreuz nicht erreichen kann. Besser sind eine normale Massage mit Paste 2 oder mit heißem Sesamöl, heiße Packungen und Kräuterbäder.

Tibetische Diagnosetechniken und Therapien

Die heilenden Strahlen des Medizinbuddha

In diesem Kapitel will ich versuchen, Ihnen einige spirituelle Heilweisen nahe zu bringen, die von den Tibetern als tantrische Medizin bezeichnet werden. Hier wird wiederum die enge Verbindung zwischen Buddhismus und Medizin deutlich. Ein tibetischer Arzt und seine Kranken sind durch ihren Glauben miteinander verbunden und haben damit eine ganz besondere und sehr tragfähige Basis für den Heilungsprozess. Beide sehen in dem Medizinbuddha – also im Buddha in seiner Erscheinungsform als Bhaisajyaguru – die Quelle der Heilung und im besten Falle repräsentiert der Arzt selbst den Medizinbuddha. Das schafft Vertrauen und Respekt.

Ich habe, wenn ich Zeuge solcher Rituale war, die größte Achtung vor der Gläubigkeit dieser Kranken gehabt und die Ausstrahlungskraft ihrer durch und durch buddhistischen Ärzte immer sehr stark empfunden. Es steht freilich dahin, ob sich dies unter dem Einfluss des Westens ändern wird. Die inzwischen herangewachsene Generation der heute dreißigjährigen jungen tibetischen Ärzte möchte das buddhistische oder das mönchische Element in der tibetischen Medizin eher zurückdrängen zugunsten einer engeren Kooperation mit der westlichen Medizin. Das ist in Lhasa bereits seit langem Wirklichkeit geworden.

Die spirituellen Heilweisen sind im Einzelnen:

◆ die Chakraheilung
◆ das Handauflegen
◆ Yoga, Atemübungen und Meditation
◆ Gebete und Mantras
◆ die Visualisation des Medizinbuddhas.

Die tantrische Medizin wird vor allem im Kalachakra Tantra erwähnt, nicht aber in der Medizinliteratur. Sie zielt auf den feinstofflichen Körper mit seinen Tropfen, Kanälen, Winden und Chakren: Wenn sein Energiesystem völlig blockiert ist, gerät der Geist aus den Fugen, er verliert seine Stabilität und verwirrt sich. Je nach Sichtweise sagt man, dass die Drei Gifte des Geistes übermächtig geworden sind oder dass jemand seinen

104

Die heilenden Strahlen des Medizinbuddhas

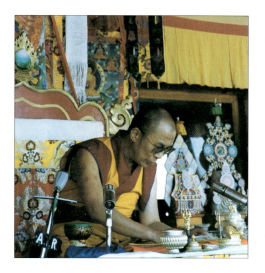

Der Dalai Lama bei einer Zeremonie im Tempel von Dharamsala

Verstand verloren hat, weil er von einem Dämon besessen ist. Diese zum Teil exorzistischen Rituale sind ein Aspekt der tibetischen Medizin, den naturwissenschaftlich ausgebildete Ärzte gern magisch nennen und ablehnen. Für einfache Tibeter sind böse Geister und Dämonen aber immer noch eine Realität und auch bei uns sind Teufelsaustreibungen vor allem im süddeutschen Raum und in südlichen Ländern durchaus keine Seltenheit.

Aber es gibt nicht nur ein böses, dunkles Prinzip, das unseren Geist vergiften kann, sondern auch ein lichtes, heilendes, und das ist der Medizinbuddha. Sein Körper hat die Farbe des Himmels wie ein blauer Halbedelstein: Vaidurya. Je nach Übersetzung kann damit die dunkelblaue Farbe des Lapislazuli oder die blaugrüne des Aquamarins gemeint sein. Er heißt deshalb auch „König des aquamarinfarbenen Lichtes". Von seinem Körper gehen vielfarbige Strahlen aus, welche die Drei Geistigen Gifte zerstören und alle Krankheiten heilen können.

Die *Chakraheilung* darf nur durch einen hohen Lama durchgeführt werden, der vom Arzt oder von Angehörigen zu Kranken gerufen wird, bei denen eine Besessenheit durch böse Geister und Dämonen vermutet wird. Bei solchen psychotischen Kranken verhalten sich tibetische Ärzte nach meiner Erfahrung sehr zurückhaltend: Neben einer Besessenheit, deren Heilung nicht in das Gebiet des Arztes fällt, kann hier auch eine karmische Krankheit vorliegen, die man besser in Ruhe lässt. Wenn der Lama in der Meditation den Medizinbuddha oder seine persönliche Me-

105

Tibetische Diagnosetechniken und Therapien

ditationsgottheit visualisiert, dann werden aus dessen Chakren Strahlen hervorbrechen, welche von den entsprechenden Chakren des Kranken absorbiert werden. Sie beseitigen alle Gifte, die sich darin angesammelt haben, reinigen den feinstofflichen Körper und beseitigen die geistige Verwirrung: Geistige Gesundheit wird als „Freisein von den Drei Giften" definiert.

Auch das *Handauflegen* benutzen nur Lamas bei Krankheiten, bei denen man den Einfluss böser Geister unterstellen kann. Sie stellen auch Pillen her, die eine mystische Natur haben und Sterbenden gegeben werden, um ihre Schmerzen zu lindern und ihnen zu einer besseren Wiedergeburt zu verhelfen.

Yoga, Meditationen und Atemübungen sollen ebenfalls die feinstofflichen Kanäle reinigen, in denen die Windenergie zusammen mit dem Blut fließt. Sie stützen die Lebensenergie und halten den Körper gesund. Erstaunlicherweise sind diese Techniken weder bei den Ärzten noch bei den Mönchen oder gar im Volk verbreitet. Sie sind sicher in tibetischen Klöstern in sehr früher Zeit ein Teil der Heilpraktiken und der geistigen Schulung gewesen und haben sich vor allem in China, losgelöst von ihrem ursprünglich buddhistischen Hintergrund und durch den Taoismus umgeformt, bis heute erhalten. Auch in Indien ist die yogische Tradition heute noch so lebendig wie in der Zeit des Buddhas.

Aus Asien sind yogische Techniken auch in den Westen gekommen und haben hier in den letzten Jahrzehnten eine weite Verbreitung erfahren, nicht zuletzt das Yoga der „Fünf Tibeter", das aber in der tibetischen Tradition absolut unbekannt ist. Es ist leicht durchzuführen und kann sicher ganz vielen Menschen helfen, sich zu entspannen. Auch die Meditation hat im Westen eine große Akzeptanz gefunden. Sie setzt immer eine geschulte Führung voraus, denn eine falsche Meditationspraxis ist eine der konkreten Ursachen für ein krankhaftes Anwachsen der Windenergie im Körper.

Gebete, Mantras und die Visualisation des Medizinbuddhas sind spirituelle Heilmethoden, die auch der Arzt anwendet. Auch hier ist das Zielorgan der feinstoffliche Körper, obgleich das so präzise nirgends ausgesprochen

Die heilenden Strahlen des Medizinbuddhas

wird. Mit der somatischen Behandlung wird das Gleichgewicht der Säfte wiederhergestellt, die physiologische Basis der körperlichen Gesundheit. Sie ist für den tibetischen Arzt immer vorrangig. Ihre Wirkung kann aber verstärkt werden, wenn gleichzeitig der Segen des Buddha herabgerufen wird. Durch das Beten von Mantras wird der Fluss der Lebensenergie in den Kanälen des feinstofflichen Körpers harmonisiert. Dieser schwingt in einem bestimmten Rhythmus und Sie werden krank, wenn seine Schwingungen gestört sind. Mantras sind Gebetsformeln, in denen geheiligte Silben aneinander gereiht und rhythmisch wiederholt werden. Der Medizinbuddha und andere wichtige Gottheiten haben eigene Mantras.

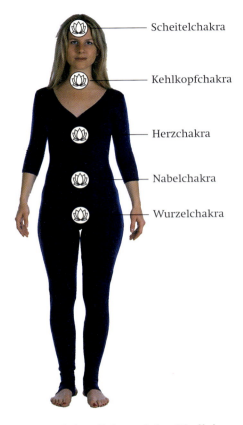

Scheitelchakra
Kehlkopfchakra
Herzchakra
Nabelchakra
Wurzelchakra

Auch einfache Gebete, die den Segen und den Beistand des Medizinbuddha oder einer anderen Gottheit erbitten, erfüllen den gleichen Zweck. Dabei weisen tibetische Ärzte immer darauf hin, dass hier, wie auch bei den Visualisationen, die Wirkkraft der Gebete natürlich nicht auf Buddhisten beschränkt ist. Der Christ mag sich Jesus, ein Jude Jahve, ein Muslim den Propheten Mohammed als obersten Heiler vor seinem geistigen Auge vorstellen und durch Gebete mit ihm in Verbindung treten. Aber die meisten von uns haben das Beten verlernt. So ist uns ein direkter, emotionaler Zugang zur „Heilung durch den Glauben" nur schwer möglich.

In Verbindung mit Gebeten und Mantras wird häufig der Medizin-buddha visualisiert. Man kann diese Technik relativ leicht üben: Der Arzt stellt sich vor, dass Bhaisajyaguru auf seinem Kopf sitzt und dass von sei-nem himmelblauen Körper Strahlen ausgehen – weiße Strahlen vom Scheitelchakra, rote vom Kehlkopfchakra und blaue vom Herzchakra. Sie reinigen Körper, Sprache und Geist des Kranken, zerstören die Drei Gifte und bringen die drei Säfte zurück in ihr harmonisches Gleichgewicht. Der Patient soll vor seinem geistigen Auge das Leuchten sehen, das von den Chakren ausgeht, und sich vorstellen, dass sie in seinen Körper ein-dringen und ihn reinigen oder dass sie ganz konkret das Organ treffen, das geheilt werden soll. Dabei wird auch immer das Mantra des Medizin-buddha gesprochen oder gesungen.

Wenn der Arzt sich in seiner Vorstellung selbst in den Medizinbuddha verwandelt, wenn er selbst zum „strahlenden König" wird und wenn der Patient in seinem Arzt den Medizinbuddha erkennt, dessen Strahlen ihn heilen, dann wird die Wirkung ungleich stärker sein.

Und schließlich gibt es auch noch die Möglichkeit, dass der Patient al-lein, ohne Anwesenheit des Arztes, sich vorstellt, dass Bhaisajyaguru auf seinem Kopf sitzt, ihn mit seinen Strahlen durchdringt und angesammel-te schmutzige Energien vernichtet. Oder aber Sie setzen sich vor ein Thangka des Medizinbuddha (siehe Abb. Seite 18). Schauen Sie sich den Buddha ganz lange und ganz entspannt an. Dann schließen Sie Ihre Au-gen und stellen sich vor, dass ein ganz sanftes Strahlen von ihm ausgeht. Sie werden zum Spiegel, der dieses Strahlen reflektiert.

Wer meditieren gelernt hat, dem wird diese Übung nicht so schwer fallen. Ich könnte mir vorstellen, dass die Visualisation des Medizinbud-dha auch am Ende einer Meditation durchaus heilsam ist: Im Anhang fin-den Sie die Kontaktadresse einer nepalesischen Malschule, die ganz wun-derbare Thangkas unter anderem des Medizinbuddhas herstellt.

Solche Rituale sind ein wichtiger Aspekt einer Behandlung mit dem Brenneisen, der Goldenen Nadel oder mit Moxibustion. Heutzutage kann man sie in den großen Ambulanzen in Indien seltener als noch vor einem Jahrzehnt beobachten, weil ganz einfach die Zeit, aber auch die notwendige Konzentration fehlt, um sie durchzuführen. Oft betet der Arzt schweigend, aber er und seine Mitarbeiterinnen versammeln sich stets vor Beginn der Sprechstunden, um gemeinsam den Medizinbuddha um seinen Segen zu bitten.

Auch wenn wir den direkten Zugang zu diesen spirituellen Bereichen verloren haben, so sollten wir doch wahrnehmen, dass es sie wirklich gibt. Und der unglaubliche Zuspruch, den asiatische Heiltechniken, indische Gurus, tibetische Lamas und nicht zuletzt tibetische Ärzte bei uns finden, zeigt doch, dass viele Menschen eben diesen Zugang heute aktiv suchen, dass sie ihn brauchen, um ihrem Leben einen Sinn zu geben.

Kum Nye: die tibetische Kunst der Entspannung

Der Lama Tarthang Tulku, der seit 30 Jahren in den USA lebt, hat eine alte Technik zur Selbstheilung und Entspannung wieder belebt, die unter den Tibetern in Vergessenheit geraten ist. Sie heißt auf Tibetisch Kum Nye und wird in vier Bereiche eingeteilt: Atemübungen, Bewegungsübungen, Selbstmassage und die Rezitation von Mantras. Über Massage und Mantras haben wir schon gesprochen und die Bewegungsübungen (Yoga) können Sie in dem Buch von Tarthang Tulku *(Selbstheilung durch Entspannung)* nachlesen. Zu yogischen Übungen gehören immer Körperübungen (Asanas) und Atemübungen (Pranayama) als Vorbereitung für die eigentliche meditative Versenkung, welche das Ziel des Yogi ist. Die beiden ersten Schritte sind relativ leicht zu erlernen und im Westen als „Yoga" weit verbreitet. Es sind sehr hilfreiche Methoden, um sich zu entspannen und um Gemüt und Körper wieder in die Balance zu bringen.

Auch die Atemübungen zielen auf den feinstofflichen Körper. Das bewusste Ein- und Ausatmen führt dem grobstofflichen Körper mehr Sauerstoff zu, der vom Blut aufgenommen wird. Ein gekräftigter Blutstrom öffnet aber wiederum die Energiebahnen, sodass ein positiver Effekt auch auf den feinstofflichen Körper postuliert wird, der nach tibetischer Vorstellung so eng mit dem grobstofflichen verwoben ist, dass jeder Einfluss auf den einen auch Rückwirkungen auf den anderen haben muss.

■ **Tibetische Diagnosetechniken und Therapien**

Tarthang Tulku erwähnt in der Einführung zu seinem Buch ausdrück-lich, dass es keine schriftliche Tradition für diese Techniken gibt. Er hat sie von seinem Vater gelernt. In älteren tibetischen Texten werden neun Atemübungen erwähnt; auch hierüber lässt sich heute wenig mehr erfah-ren, als dass es früher einige Klöster gegeben habe, in denen sie systema-tisch geübt wurden. Aber ich habe trotz vieler Recherchen nicht einmal herausfinden können, welche Klöster das waren. Die Atemübungen, die ich hier wiedergebe, habe ich aber schon gekannt, ehe ich jenes Buch las.

Die erste Übung

Eine Vorbedingung für die Übungen ist das richtige Sitzen. Setzen Sie sich so hin, wie es Ihnen am bequemsten ist. Auf einen Stuhl mit gerader Rückenlehne, auf ein Kissen mit gekreuzten Beinen oder im Lotossitz. Es ist wichtig, dass Sie ihren Körperschwerpunkt aus dem Schulter-Nacken-Bereich nach unten verlagern, mit aufgerichtetem Rücken gerade und mit lockerer Kopfhaltung sitzen. Das Sitzen will gelernt sein. Wenn das gar nicht gehen will, können Sie sich auch flach mit leicht gespreizten Beinen auf den Boden legen, mit Kissen im Nacken und unter den Knien.

Schließen Sie jetzt die Augen und atmen Sie ganz ruhig und tief ein und aus. Spüren Sie in Gedanken vom Kopf über den Nacken, über Schul-ter und Rücken zum Kreuz und in die Beine Ihren Muskeln nach. Versu-chen Sie, Spannungen zu fühlen, und dann lassen Sie beim Ausatmen wil-lentlich los. Ein paar Sekunden später wird der betreffende Muskel wie-der verspannt sein und so machen Sie das Gleiche noch einmal und noch einmal. Die meisten Verspannungen sitzen auf der hinteren Seite des Kör-pers. Machen Sie dann das Gleiche auf der Vorderseite: Fangen Sie beim Gesicht an und entspannen Sie Brust, Bauch und die Beinmuskeln bis in die Zehen hinein. Irgendwann werden Sie ein Wärmegefühl in den Füßen spüren, das sich nach oben hin ausbreitet.

Lassen Sie auch Ihre Gedanken und Gefühle los, verkrampfen Sie sich nicht etwa bei der Idee: „Ich muss mich entspannen." Das Atmen hat auch etwas mit dem Denken und dem Fühlen zu tun. Sie atmen stoßweise, wenn Sie aufgeregt sind, oder ganz kurz und schnell, dabei aber oberflächlich, wenn Sie ärgerlich oder verspannt sind. Und überhaupt, Sie atmen viel zu viel über die Brust und nicht mit dem Bauch. Lassen Sie Ihre Gedanken und Gefühle frei kreisen. Beschäftigen Sie sich nicht damit, lassen Sie sie einfach kommen und gehen und beachten Sie sie gar nicht. Auch das kann man lernen.

Wenn Sie das ganz bewusst drei Monate jeden Tag mindestens einmal zusammen mit einer Atemübung machen, dann werden Sie sich entspannter und körperlich freier fühlen und in der Lage sein, auftretende Verspannungen sofort zu bemerken und in ein paar Minuten ruhigen Sitzens zu beseitigen.

Die zweite Übung

Wenn Sie das können, kürzen Sie die Übung ab, indem Sie in einem einzigen tiefen Atemzug den Atem vom Scheitel über die Rückseite des Körpers und von dort über die Vorderseite zum Gesicht lenken. Dabei halten Sie den Atem jeweils kurz in Höhe der Chakren an: Sehen Sie sich dazu die Zeichnung der Chakren auf Seite 107 an.

Atmen Sie zunächst tief aus. Beim langsamen Einatmen führen Sie den Atem vom Scheitel zum Nacken und halten den Atem kurz an, bis Sie ein Wärmegefühl spüren. Atmen Sie dann weiter ein, lenken Sie den Atem in der Mitte des Rückens zum Kreuz und halten wieder etwa in der Höhe des Nabels – projiziert auf den Rücken – an. Gehen Sie weiter, immer in der Mittellinie des Körpers, zu der Gegend um und vor dem After und weiter zum Nabel, immer einen Moment den Atem anhaltend, bis Sie ein Wärmegefühl spüren. Nach einigem Üben stellt es sich sofort und ganz spontan ein. Ihr Bauch ist jetzt ganz aufgebläht. Nun füllen Sie die Brust mit Ihrem Atem und konzentrieren sich auf die Brustmitte, halten den Atem an und atmen dann weiter zum Kehlkopf hin, halten an und atmen dann tief durch die Nase aus. Die Ausatmung sollte länger als die Einatmung sein. Entspannen Sie dabei Ihre Gesichtsmuskeln. Wiederholen Sie das einige Male.

Tibetische Diagnosetechniken und Therapien

Diese ersten beiden Übungen sollen Sie zunächst nur entspannen. Wählen Sie eine davon, mit welcher immer Sie besser zurechtkommen. Dann schließen Sie eine oder mehrere der folgenden Atemübungen an, die nicht nur entspannend, sondern im Sinne der tibetischen Medizin heilend wirken sollen. Die Übungen 3–6 kann man auch zu einer zusammenfassen. Anschließend sitzen Sie noch etwa 5–10 Minuten ganz still.

Die dritte Übung

Der Mund ist leicht geöffnet, die Zungenspitze berührt den Gaumen. Sie atmen jetzt ganz langsam und sehr tief durch die Nase ein, und zwar in den Bauch! Denken Sie sich dabei die Silbe „OM". Sie können sie sich auch farbig vorstellen, wie eine Leuchtschrift. Sie hat eine weiße Farbe. Dann halten Sie den Atem im Bauch an, ganz kurz, und denken die Silbe „AH" oder stellen sie sich leuchtend rot vor. Beim Ausatmen denken Sie die Silbe „HUM". Sie leuchtet blau. Das Ein- und Ausatmen sollte gleich lang sein. Anfangs soll man zu Beginn etwas tiefer als normal atmen, ohne sich anzustrengen. Der Atem wird dann von selbst leichter und langsam. Dann vergessen Sie ihn einfach. Richten Sie jetzt Ihre ganze Aufmerksamkeit darauf, was Sie fühlen und spüren. Dann vergessen Sie auch das – Sie sind ganz entspannt und ruhig.

Das Mantra „OM AH HUM" setzt sich aus den mystischen Keimsilben zusammen, die mit dem Scheitel-, dem Kehlkopf- und dem Herzchakra verbunden sind. Sie „sind" Körper, Sprache und Geist eines Buddha und werden auch bei der Chakraheilung benutzt.

Die vierte Übung

Sie reinigt den Körper von den Giften, die durch „Begierde" entstanden sind und der Windenergie schaden.

Man kann sie gleich morgens machen, wenn man dazu noch die Zeit hat, um sich von den Unreinheiten zu befreien, die sich während der Nacht angesammelt haben. Die Übung wird auch von tibetischen Ärzten

Kum Nye: die tibetische Kunst der Entspannung

ganz konkret empfohlen, um das Gleichgewicht der drei Säfte wiederher-zustellen.

Setzen Sie sich zunächst hin, wobei die linke Hand unter der rechten im Schoß ruht. Atmen Sie gelassen ein und aus, bis Sie keine Verspan-nungen mehr spüren. Mit dem Mittelfinger der rechten Hand drücken Sie dann gegen den rechten Nasenflügel und schließen das Nasenloch fest zu. Die linke Hand liegt auf dem Knie. Atmen Sie tief und langsam durch das linke Nasenloch ein und konzentrieren Sie sich darauf, wie die Luft bei der Ausatmung von den Beinen über den Unterleib und den Nabel, die Brust und die Kehle bis zum linken Nasenloch aufsteigt. Halten Sie den Atem wie bei der zweiten Übung jeweils einen Moment in der Höhe der Chakren an und konzentrieren Sie sich in Gedanken auf diesen Be-reich. Sie müssen sich dabei vorstellen, dass Sie schmutzige Energie von schwarzer Farbe ausatmen. In Ihrer Vorstellung blasen Sie dann die Aus-atmungsluft fest in die Erde, damit sie die Luft nicht verschmutzen kann.

Jetzt stellen Sie sich vor, dass mit der Einatmung kosmische Energie – die Quintessenz der fünf Elemente – sauber und weiß durch das linke Nasenloch einströmt, entlang der Wirbelsäule über die Kehle, die Brust und den Nabel bis zu den Hüften und in die Beine fließt.

Diese Übung wiederholen Sie dreimal. Man muss schon ein bisschen üben, bis das klappt. Sie können jetzt aufhören und noch ein Weilchen entspannt still sitzen oder die zwei folgenden Übungen anschließen.

Die fünfte Übung

Mit dieser Übung reinigen Sie den Körper von den Giften, die durch „Hass" entstehen. Sie vermehren Galleenergie. Diesmal schließen Sie das linke Nasenloch und konzentrieren sich beim Atmen auf die Gallenblase. Wenn Sie das rechte Ohrläppchen mit dem Mittelfinger anfassen, dann liegt sie da, wo die Spitze des Ellbogens am Brustkorb anliegt. Sie atmen jetzt langsam aus und verfolgen die unreine Luft auf ihrem Weg von der Galle über den Nabel und die Brust bis zum rechten Nasenloch. Sie hat ei-ne dunkle, gelbrote Farbe.

Tibetische Diagnosetechniken und Therapien

Bei der Einatmung konzentrieren Sie sich wiederum auf die weiße Farbe der Quintessenz der fünf Elemente auf ihrem Weg von der Nase zur Galle. Auch diese Übung wiederholen Sie dreimal.

Die sechste Übung

Jetzt reinigen Sie Ihren Körper von den Giften, die durch „Verblendung" entstanden sind, und normalisieren damit Ihre Schleimenergie. Bleiben Sie nach der vorigen Übung ein Weilchen ruhig sitzen und atmen Sie ganz normal ein und aus. Dann setzen Sie sich wieder gerade hin und legen die Hände im Schoß übereinander. Jetzt stellen Sie sich vor, dass sich im Hirn, dem Sitz von Verblendung und Unwissenheit, schmutzige Energie angesammelt hat. Sie ist rauchgrau. Nun atmen Sie über ein Loch – das „Dritte Auge" – aus, das Sie sich genau in der Mitte zwischen den Augenbrauen vorstellen. Wieder wird die schmutzige Energie in der Vorstellung in die Erde geblasen. Dann konzentrieren Sie sich darauf, wie die kosmische Energie der Elemente durch das kleine Loch in der Stirn einströmt und Ihren Kopf ganz mit weißem Licht ausfüllt. Sie atmen dabei natürlich durch beide Nasenlöcher ganz ruhig und langsam mit geschlossenen Augen und konzentrieren sich in Gedanken auf das „Dritte Auge".

Jetzt atmen Sie dreimal hintereinander durch beide Nasenlöcher heftig ein und aus, sitzen noch eine kurze Weile entspannt da und fangen dann mit neuer und reiner Energie erfüllt Ihren Tag an.

Die siebte Übung

Hier stellen Sie sich ganz konkret vor, dass schmutzige Energie, die sich in einem bestimmten Organ oder an einer bestimmten Stelle des Körpers angesammelt hat – also etwa bei einer Bauch- oder Gelenkerkrankung –, durch reine Energie ersetzt wird. Lenken Sie beispielsweise bei Schmerzen im linken Knie Ihren Atem bei der Einatmung ganz konzentriert auf das kranke Knie und stellen Sie sich vor, dass Sie mit der Ausatmung etwas Schwarzes, Hässliches vom Knie weg nach unten ziehen und in der Erde unschädlich machen. Umgekehrt betrachten Sie dann in Ihren Gedanken die weiße, kühlende Essenz der fünf Elemente, wie sie bei der Einatmung durch den ganzen Körper bis zum Knie zieht.

Diese Übung ist oft sehr effektiv, vor allem bei leichten Funktionsstörungen wie Bänderzerrungen, Gelenkreizungen, Bauchschmerzen oder Schmerzen im Nacken. Dadurch wird die Durchblutung in der betreffenden Region verbessert, so genannte Schmerzstoffe werden abgebaut und reflexmäßige Verspannungen der umgebenden Gewebe beseitigt. Man kann das durchaus auch aus der Sicht der westlichen Medizin erklären.

Tibets Kräuterpillen helfen auch der Seele – aber nicht allein

Vielleicht sind Sie ja einmal in einer tibetischen Ambulanz gewesen, weil Sie immer so müde sind, ohne dass Ihr Arzt eine Ursache gefunden hat. Der tibetische Doktor hat nicht viel gefragt: „Haben Sie Rückenschmerzen? Haben Sie Verdauungsprobleme?" Viel mehr nicht. Er hat Ihnen den Puls gefühlt, gesagt, dass Ihre Windenergie nicht in Ordnung ist, Ihnen Pillen gegeben, und schon waren Sie wieder draußen. Ganz unglücklich sagten Sie: „Mir tut aber gar nichts weh. Mit dem Magen habe ich auch nichts, ich bin nur immer traurig, bin mutlos, ich kann mich zu nichts entschließen. Mein Körper ist ganz in Ordnung. Es ist vielleicht meine Seele!"

Das alles hat der tibetische Arzt aber auch an den Pulsen abgelesen. Natürlich nicht die einzelnen Symptome, die Sie hätten nennen können, wenn er Sie danach gefragt hätte. Er fühlt nur, dass Ihre Windenergie nicht in Ordnung ist. Das bedeutet für ihn auch, dass Sie im seelischen Bereich nicht in Ordnung sind, ob Sie nun körperliche Symptome haben oder nicht. Die Winde, die in den feinstofflichen Kanälen zirkulieren, sind ja damit untrennbar verbunden. Wir haben gehört, dass vom Hirn Nerven ausgehen, die den Muskeln den Befehl geben, sich zu bewegen. Wenn Sie „wie gelähmt" sind, dann ist das ein Zeichen dafür, dass die

Tibetische Diagnosetechniken und Therapien

Windenergie im Hirn gestört ist. Sollte es mit Ihnen noch schlimmer kommen, sollten Sie anfangen, Unsinn zu reden, Gespenster zu sehen und Stimmen zu hören, dann ist das ein Zeichen dafür, dass die feinste Windenergie, der „lebenserhaltende Wind" betroffen ist, der vom „Herzzentrum" ausgeht. Das ist eine schwere Störung, die mit Kräuterpillen allein nicht mehr geheilt werden kann. Hier würde der tibetische Arzt zusätzlich eine hitzende äußere Therapie ansetzen und wenn auch diese nicht wirkt, dann wäre das der Zeitpunkt, wo nur noch der tantrische Meister Ihnen helfen könnte.

An diesem Beispiel sehen Sie noch einmal die enge Verflechtung zwischen Körper und Bewusstsein oder Geist – die beiden Begriffe sind austauschbar und meinen eben jenen geistig-seelischen Bereich, der in der modernen Medizin etwas zu kurz kommt. Ehe wir uns nur noch ganz praktischen Aspekten der tibetischen Medizin zuwenden, möchte ich noch einmal die ganzheitliche Sicht der tibetischenMedizin aufzeigen.

Der Buddhismus und die tibetische Medizin unterscheiden zwischen drei Aspekten menschlicher Existenz und damit auch drei Aspekten der Medizin:

- Für den geistigen Aspekt gibt es die Dharma-Medizin,
- für den feinstofflichen Aspekt die tantrische Medizin,
- für den rein körperlichen Aspekt die somatische Medizin.

Die *Dharma-Medizin* ist rein religiös. Heilung findet, wer den Lehren des Buddhas folgt und den Weg geht, den er gewiesen hat. Damit werden die Drei Geistigen Gifte, die uns so viel zu schaffen machen und triebhaft unser Leben bestimmen, in Medizin verwandelt, in den reinen Nektar, den der Medizinbuddha spendet. Das fängt damit an, dass ich meine Krankheit als Zeichen dafür ansehe, dass etwas ganz Fundamentales in mir selbst aus der Balance gekommen ist. Wenn ich dies erkenne, werde ich auch die Möglichkeit haben, an meiner Krankheit zu wachsen und meine eigenen Kräfte zur Heilung zu mobilisieren. Geht ein Gläubiger, welcher Religion er auch immer zugehört, diesen Weg, dann wird er irgendwann erkennen, dass das Objekt seiner ständigen Begierde hässlich und abstoßend ist. Er entwickelt Mitleid und Mitgefühl statt Ärger, Hass und Abneigung und gewinnt – aus buddhistischer Sicht – die Weisheit, die ihm zeigt, dass nichts auf dieser Welt aus sich selbst heraus besteht.

Die *tantrische Medizin* greift auf der feinstofflichen Ebene an. Wir haben ihre verschiedenen Heilweisen bereits kennen gelernt. Sie ist spezifisch für den tibetischen Buddhismus, theoretisch hochinteressant und sicher auch ein wichtiges Bindeglied zwischen Religion und Medizin, aber nicht so einfach auf den Westen zu übertragen. Warum nicht? Weil sie an einen kundigen Meister gebunden ist, der hier nicht so einfach zu finden ist. Ein tantrischer Meister hat gelernt, sich mit Hilfe von Vorstellungskraft, Mantras und Meditation das Bild einer bestimmten Gottheit zu schaffen und sich mit ihr gleichzusetzen. Damit ist die vollkommene Beherrschung des feinstofflichen Körpers verbunden. Das gibt dem Tantriker Kräfte, die er als Heiler einsetzen kann, und er wird deshalb nicht nur gerufen, wenn Menschen in geistige Verwirrung geraten sind, sondern auch, wenn unlösbare Probleme auf der körperlichen Ebene entstehen. Das sind dann die eigentlichen Wunderheilungen, die kein Wissenschaftler erklären kann.

Der dritte Aspekt der Medizin ist die *somatische Medizin,* die wir in diesem Buch besprochen haben. Sie greift auf der körperlichen Ebene an, wenn die Körperenergien aus ihrem Gleichgewicht gekommen sind. Dass die tibetische Medizin nicht nur äußere Ursachen für Krankheiten kennt, sondern auch jene Faktoren dafür verantwortlich macht, die mit der geistigen und der feinstofflichen Ebene verbunden sind, das macht ihre Einzigartigkeit aus und unterscheidet sie von allen anderen traditionellen Heilsystemen.

Der tibetische Arzt, wie immer er ausgebildet sein mag – und vielleicht der ungebildete, aber tief religiöse Heiler in Ladakh oder Nepal noch eher als der Collegeabgänger –, wird sich immer der drei Ebenen menschlicher Existenz bewusst sein und sie in sein Konzept des Heilens mit einbeziehen. Oder vielleicht kann man es auch besser anders formulieren: Sie werden ihm gegenwärtig sein, ohne dass er sie immer bewusst vor Augen hat, so wie wir atmen und essen, ohne die komplizierten Vorgänge, die dazu notwendig sind, im Einzelnen zu kennen.

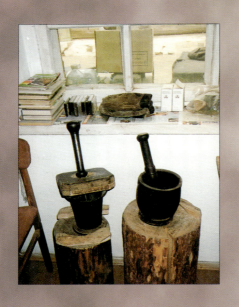
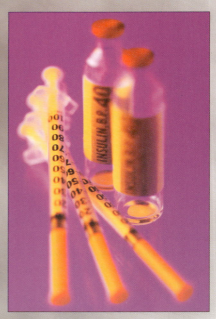

Tibetische und westliche Medizin

Es gibt sicher erhebliche Unterschiede zwischen der Behandlungsweise eines tibetischen und eines westlichen Arztes. Das liegt an den verschiedenen Systemen, bedeutet aber nicht, dass das eine besser ist als das andere.

Nun gut, werden Sie sagen: Wir nehmen Chemie, die Tibeter nehmen Kräuter, um jeweils die gleiche Krankheit zu behandeln. Weit gefehlt.

Die tibetische Medizin lehrt, dass bei der Behandlung eines erkrankten Organes die anderen nicht vernachlässigt werden dürfen. Wenn man ein Organ ganz isoliert behandelt, wie es bei uns der Fall ist – das aber aufgrund eines völligen anderen Verständnisses von Krankheit –, dann kann das eine ungünstige Wirkung auf die anderen Organe haben. Sie können dadurch in ihrer Energie verändert werden. Mit anderen Worten, der tibetische Arzt beurteilt den *energetischen* Zustand des Organismus in seiner Gesamtheit und richtet seine Behandlungsweise darauf aus.

Wenn wir westlichen Ärzte eine Krankheit behandeln, dann zielen wir auf ein ganz bestimmtes erkranktes Organ, zum Beispiel eine entzündete Gallenblase. Oder bei einer Vergrößerung der Vorsteherdrüse setzen wir Pflanzenmittel ein, welche die Prostata verkleinern. Bei einer komplexen Erkrankung wie dem Asthma versuchen wir, die Entzündungsprozesse an der Bronchialschleimhaut zurückzudrängen, wir erweitern die Bronchien und verflüssigen den zähen Schleim. Bei einem noch komplexeren Krankheitsbild wie der Verkalkung der Herzkranzgefäße müssen wir diese erweitern und versuchen gleichzeitig, einige der Teilursachen wie hohes Blutfett, hohen Blutzucker und hohen Blutdruck zu beseitigen. Im Idealfall, wie bei einer Malaria, können wir den Erreger vernichten.

Der westliche Arzt versucht, die Ursache einer Krankheit – im Sinne der modernen Medizin definiert – zu beseitigen oder ihre Folgen einzugrenzen. Dabei werden wir oft nur Teilerfolge haben, einfach weil wir die Störungsmechanismen beispielsweise bei einer Herzkrankheit entweder nicht ausreichend kennen oder sie nicht gut genug beeinflussen können.

Deshalb sind wir manchmal gezwungen, nur Symptome zu behandeln. Es wäre aber falsch, der westlichen Medizin vorzuwerfen, dass sie „nur" an den Symptomen einer Krankheit herumdoktere. Das mag allenfalls und nur eingeschränkt dann berechtigt sein, wenn es sich um eine psychosomatische Krankheit handelt, deren psychischer Hintergrund dem Patienten unbewusst ist und die er oft genug auch gar nicht wissen will. Er hält den Deckel fest auf dem Topf, weil er sich andernfalls mit Problemen auseinander setzen müsste, die ihm überhaupt nicht schmecken: Das gehört in die Rubrik „falsches Denken und Verhalten"!

Die moderne Medizin hat in den letzten 100 bis 120 Jahren, denn viel älter ist sie nicht, staunenswerte Leistungen vollbracht, und das nicht nur in den Industrienationen, sondern auch in den Ländern der Dritten Welt, in denen Hunderte von Millionen Menschen nicht mehr an Infektionskrankheiten sterben oder dahinsiechen müssen und in denen die Säuglingssterblichkeit drastisch gesenkt worden ist. Aber auch die alten Menschen leben länger. Wenn Sie heute Statistiken über die Lebenserwartung in westlichen Ländern lesen, dann können Sie nur staunen: Frauen werden im Durchschnitt älter als 80 Jahre, Männer leben etwas kürzer. Das ist sicher einmal die Folge besserer sozialer Lebensumstände und besserer Ernährung, andererseits eine Auswirkung der unbestreitbaren Tatsache, dass wir viele Krankheiten besser behandeln können.

Natürlich hat die Medaille auch eine andere Seite, und das ist die Zunahme der so genannten Zivilisationskrankheiten: Allergien, Herz- und Kreislaufleiden, Stoffwechselstörungen, Krebs und Alterungsprozesse vor allem des Gehirns. Teils sind das die Folgen einer Umweltvergiftung, teils einer falschen Ernährung, vor allem einer Überernährung, die es früher so nicht gegeben hat; oder sie hängen mit dem zusammen, was wir als Alltagsstress bezeichnen. Oder sie sind ganz einfach früher nicht in Erscheinung getreten, weil sie sich erst in einem hohen Lebensalter bemerkbar machen wie der Prostatakrebs oder eine nachlassende Hirnfunktion. Auch das kann man der Medizin als Wissenschaft nicht anlasten.

Patienten, die absolut keine allopathischen Mittel nehmen wollen, wo sie denn wirklich angezeigt sind, habe ich immer das Beispiel von Sathya

Sai Baba, einem auch hier sehr bekannten indischen Guru, erzählt. Auch Sai Baba versucht in seinen Belehrungen das zu ändern, was ich „falsches Denken" genannt habe. Er fördert einerseits eine bestimmte Art des „Heilens durch Gebete", die man Sanjeevini-Medizin nennt, eine spirituelle Medizin. Aber er hat in der Nähe seines Aschrams in Südindien auch ein Hightech-Hospital gegründet, das sich mit jedem anderen auf dieser Welt messen kann. Die Patienten werden dort kostenlos behandelt. Warum hat er das getan? Weil er weiß, dass die Entwicklung von Liebe und Mitgefühl, dass Gebete und sanfte Medizin nicht verhindern können, dass wir vielleicht sehr schlimm erkranken. Dann geht es nicht mehr um die Frage: chemische Keule oder Kräutermedizin, Gebete und Mantras, sondern dann ist die Technologie der Medizin gefragt, die Operation, die Bestrahlung, die Kunstfertigkeit dieser Ärzte.

Ich bin ganz sicher, dass der Dalai Lama in der gleichen Weise handeln würde, hätte er nur die gleichen finanziellen Möglichkeiten. Es gibt auch in Dharamsala ein kleines, aber sehr effizient arbeitendes Krankenhaus, das Delek-Hospital, das westliche Medizin betreibt und unter dem Patronat des Dalai Lama steht: Er sieht die traditionelle tibetische Medizin nicht als Ersatz oder Alternative zur westlichen Medizin, aber auch nicht als bloße Ergänzung. Jedes System hat seine Vor- und Nachteile. Jeder Patient soll wählen können, welches System ihm mehr zusagt. Es kann sich immer nur um ein Miteinander und sollte sich nie um ein Gegeneinander handeln.

Tibets Kräutermedizin im Westen

Ich bin aufgrund meiner Erfahrungen mit tibetischen Ärzten in Indien absolut davon überzeugt, dass die tibetische Medizin im ärztlichen Alltag genauso gut ist wie unsere, nicht besser und nicht schlechter. Die tibetische Medizin hat aber den großen Vorteil, dass sie Zeit und Kosten sparend ist.

Ein Beispiel dazu: Einer meiner Patienten war immer müde, konnte sich schlecht konzentrieren, hatte häufig Kopfschmerzen und manchmal auch Schwindel und unregelmäßigen Stuhlgang. Außerdem neigte er zu Bronchitis mit viel Schleim und Husten besonders am Morgen und klagte über Schlafstörungen. Er hatte als Journalist einen stressigen Beruf, arbeitete häufig nachts, rauchte zu viel, trank zu viel Alkohol, aß meist in Gaststätten, mal Fastfood und mal schwere Mahlzeiten spät am Abend. Die Durchuntersuchung ergab einen mäßig erhöhten Blutdruck, die Leber war vergrößert, die Blutfette und die Leberwerte waren ziemlich erhöht. Die Ultraschalluntersuchung bestätigte den Tastbefund einer vergrößerten Leber. Herz und Lungen waren in Ordnung.

Diagnosen: Blutdruckerhöhung und Fettstoffwechselstörung als Risikofaktoren für eine Herzkrankheit. Leichte Leberentzündung durch eine Leberverfettung und Raucherbronchitis. Der Patient bekam blutdruck- und cholesterinsenkende Medikamente und Ratschläge zur Änderung der Ernährung und Lebensführung. Für Beratung und Untersuchung zahlte der Privatpatient etwa 700 DM.

Auf seinen Wunsch hin wurde der gleiche Patient vom Leibarzt des Dalai Lama mit der Pulsdiagnose untersucht. Dauer der Untersuchung: sechs Minuten. Die einzigen Fragen waren, ob er öfter Kopfschmerzen, Magenprobleme oder Schläfenschmerzen habe. Diagnosen: Die Winde, welche die Verdauung und die Hirnfunktion regulieren, seien nicht in Ordnung. Dadurch könne es zu hohem Blutdruck und Schwindel kommen. Es habe sich zu viel brauner Schleim angesammelt, das hänge mit Alkohol zusammen. Zu viel Hitze in Leber und Fieber in der Niere machen Kopfschmerzen. Der Patient erhielt drei verschiedene Kräuterpillen und eine Juwelenpille zur Entgiftung, die auch bei Blut- und Leberkrankheiten wirksam ist, und den Rat, weniger Eier, Fett und andere kalorienreiche Nahrung zu essen. Kosten: 100 DM.

Bei dieser Untersuchung und Behandlung eines „normalen" Patienten, können aus der Sicht des westlichen Arztes folgende Probleme entstehen:

Der Blutdruck wurde nicht gemessen und würde damit auch in Zukunft nicht kontrolliert werden. Es kann somit nicht festgestellt werden, ob die Medikamente auch den Blutdruck senken. Das Gleiche gilt für die Cholesterinerhöhung. Beides sind wichtige Risikofaktoren in der Entstehung der Arteriosklerose. Wenn die Tabletten zu Ende sind und der Patient sich noch nicht so wohl fühlt, wie er es gerne hätte, dann steht der gleiche tibetische Arzt, der nur ein- oder zweimal im Jahr nach Deutschland kommt, nicht mehr zur Verfügung. Der Patient hat zwar ein tibetisches Rezept bekommen, wenn er aber wegen neuer Medikamente nach Dharamsala schreibt, dann klappt es mit dem Nachschub häufig nicht. Das kann besonders bei ernsten Krankheiten wie bei einer Epilepsie oder einer Zuckerkrankheit verheerende Folgen haben.

Ein anderer Fall: Ein Marathonläufer kommt in meine Sprechstunde, der für seinen bevorstehenden Urlaub bereits einen Bergführer in den Alpen gebucht hat. Auf Befragen gibt er keine Herzbeschwerden an, er möchte lediglich im Rahmen eines Check-up auch sein Herz untersuchen lassen. Das EKG unter Belastung zeigt zum Erstaunen von Arzt und Patient eine deutliche Durchblutungsstörung des Herzens. Spezielle kardiologische Untersuchungen folgen, die den Verdacht auf einen Verschluss der Herzkranzgefäße bestätigen: Eine Woche später sind dem Patienten vier Bypässe gelegt worden. Die Bergbesteigung hätte für ihn tödlich sein können, möglicherweise hätte er auch seinen Bergführer mit in den Tod gerissen. Eine Pulsdiagnose allein hätte die sich anbahnende Katastrophe in ihren Einzelheiten nicht aufdecken können. Solche Fälle sind durchaus nicht selten.

Ein dritter Fall: Ein Patient kommt mit ganz vagen Beschwerden, die erst vor drei Tagen begonnen haben, wie Schwindel, unerklärlicher Müdigkeit, einem ganz unbestimmten Gefühl in der Brust. Das EKG zeigt eine massive Durchblutungsstörung des Herzens. Der Patient wird zwei Stunden später herzkatheterisiert: Er hat Verschlüsse aller Herzkranzgefäße und bekommt noch am gleichen Tage eine Bypass-Operation. Mit einer Pulsdiagnose wäre der unmittelbar bevorstehende Herzinfarkt nicht zu erkennen gewesen, wenn man einmal unterstellt, der Patient wäre hier in Deutschland von einem tibetischen Arzt untersucht worden – das gilt ja auch für die anderen Fälle.

Der vierte Fall: Eine Patientin hat ein einziges Mal Blut im Stuhl gehabt, sie gibt keine anderen Beschwerden an. Die endoskopische Untersuchung des unteren Dickdarmes zeigt eine tennisballgroße Geschwulst, die sich als Krebs von einem besonders bösartigen Typ entpuppt. Die Patientin wird gerade noch rechtzeitig operiert. Wäre sie zu retten gewesen, wenn sie zuerst einen tibetischen Arzt konsultiert hätte? Wir wissen es nicht.

Diese Beispiele sollen lediglich klarmachen, dass bei ernsten Organkrankheiten die Pulsdiagnose allein oft nicht ausreichen wird. Im Westen gibt es aber zweifellos viele Hunderte von zufriedenen Patienten, denen die tibetische Medizin geholfen hat. Es sind oft Patienten mit vielfältigen Beschwerden aufgrund einer Störung des vegetativen Nervensystems. Für uns ist das eine „psychosomatische" Krankheit, die Tibeter sagen „Windkrankheit". Diesen Menschen ist mit der tibetischen Kräutermedizin sehr gut und schonend zu helfen. Hier ist die Pulsdiagnose absolut treffsicher und ausreichend.

Doch was ist mit den anderen, den organisch Kranken? Ob jemand zu dieser Kategorie gehört, das weiß man eigentlich immer erst hinterher. Aber unsere Patienten haben gewöhnlich ein erhebliches Sicherheitsbedürfnis. Wer zu einem tibetischen Arzt geht, hat oft schon eine Odyssee von Arztbesuchen hinter sich und ist in der Regel auch mehrmals komplett durchuntersucht worden, ohne dass man eine organische Ursache der Beschwerden gefunden hat.

Leider geben sich viele Ärzte mit dieser Nicht-Diagnose zufrieden. Solchen Patienten ist dann die tibetische Diagnose: „Sie haben ja überhaupt keine Energie in Ihren Lungen mehr" hoch willkommen. Sie sehen sie als eine somatische Diagnose an, welche ihre Ärzte bisher nicht entdeckt haben. Und in der Tat kann sich dann eine tibetische Arznei, welche die Energiestörung ausgleicht – die für uns gar nicht existiert, weil wir sie nicht nachweisen können! –, als sehr hilfreich erweisen.

Aufgrund meiner Erfahrungen und der anderer Kollegen muss man die vielen Patienten, die einen tibetischen Arzt aufsuchen wollen, differenziert beraten. Das Interesse der Medien an der tibetischen Medizin und ihre Berichte darüber haben so viele Menschen erreicht, dass es allmählich Zeit wird, diesem Strom Hilfesuchender gewisse Regeln an die

Hand zu geben. Ich schlage deshalb vor, die Krankheiten, bei denen eine Behandlung mit tibetischer Medizin sinnvoll ist, in vier Gruppen einzuteilen.

Die *erste Gruppe* bilden definierte Krankheiten, die mit tibetischen Standardpräparaten allein sehr gut behandelt werden können. Das sind chronische Magen- und Darmprobleme einschließlich wiederkehrender Geschwüre, Heuschnupfen, allergische und andere Hautkrankheiten, chronische Muskel- und Gelenkschmerzen, chronische Kopfschmerzen (Migräne und Spannungskopfschmerzen), Asthma und chronische Bronchitis sowie funktionelle gynäkologische und urologische Probleme.

In die *zweite Gruppe* gehören die vielen Kranken mit unbestimmten, überwiegend psychosomatischen Symptomen, die sich nicht in ein definiertes Krankheitsbild einpassen lassen. Sie stehen oft unter großem Leidensdruck. In diese Gruppe gehören auch das chronische Müdigkeitssyndrom und leichte Depressionen, besonders im Klimakterium. Hier ist ein *Versuch* mit tibetischen Heilkäutern immer zu empfehlen. Die energetische Sichtweise der tibetischen Medizin kann hier durchaus zu besseren Resultaten führen.

Die *dritte Gruppe* bilden schulmedizinisch definierte Krankheiten, bei denen westliche Medikamente nicht oder nicht ausreichend gewirkt haben und bei denen ein Versuch mit tibetischen Pillen *zusätzlich zur allopathischen Medizin* empfohlen werden kann:

Bei einem schlecht einstellbaren Diabetes kann man *zusätzlich* zur westlichen Medikation, die nie weggelassen werden sollte, einen Versuch mit tibetischen Heilkräutern machen. Die Meinungen darüber, ob tibetische Arzneien bei der Zuckerkrankheit wirklich besonders gut helfen, sind auch unter tibetischen Ärzten durchaus geteilt. Zur gezielten Behandlung von hohen Blutfetten eignen sie sich, soweit wir wissen, nicht.

Bei Herz- und Gefäßerkrankungen (Hochdruck, Koronarsklerose, Herzinsuffizienz, peripherer Gefäßverschluss) würde ich *zusätzlich* zur allopathischen Medizin tibetische Medikamente nur dann geben, wenn ein Patient darauf besteht. Dies ist keine Domäne der tibetischen Medizin (für Padma 28 – siehe weiter unten – gelten andere Kriterien). Unsere Medikamente wirken schneller und zuverlässiger, denn die Wirkstoffe tibetischer Pillen sind *nicht* standardisiert. Wenn ein allopathisches Präparat bei diesen Indikationen Nebenwirkungen hat, kann man immer auf ein anderes ausweichen.

Neurologische Krankheiten müssen in jedem Fall schulmedizinisch abgeklärt sein. Lediglich wenn die Behandlung hier erfolglos oder der Effekt unzureichend ist, sollte ein Patient es *zusätzlich* mit tibetischen Pillen versuchen. Dies gilt besonders für die Epilepsie: Tibetische Ärzte tendieren manchmal dazu, westliche Arzneien sofort abzusetzen. Wenn es dann mit dem Nachschub nicht klappt, häufen sich die Anfälle mehr als zuvor. Patienten mit psychiatrischen Krankheiten rate ich von einer Behandlung mit tibetischer Medizin ab, zumindest hier – in einem tibetischen Umfeld wäre das zwar anders, aber eine Langzeitbehandlung mit westlichen Medikamenten ist nach meiner Erfahrung auch dort die Methode der Wahl.

Die *vierte Gruppe* ist besonders problematisch. Das sind Krebskranke, Patienten mit einer amyotrophischen Lateralsklerose (einer tödlich endenden Erkrankung des Rückenmarks) und mit ähnlichen Erkrankungen, die schulmedizinisch ausbehandelt sind. Schon allein um solchen Kranken nicht ihre letzte Hoffnung zu nehmen, rate ich ihnen zu einer Behandlung mit tibetischer Medizin, auch wenn die Erfolgschancen gering sind. Sie fühlen sich oftmals dadurch subjektiv besser. Tibetische Ärzte meinen, dass man so genannte äußere Krebse wie Brustkrebs mit ihrer Medizin vielleicht heilen könne – nicht jedoch nach einer Operation, also wenn sich bereits Metastasen gebildet haben. Aber auch dann und bei den inneren Krebsen (Magen-, Lungenkrebs und andere) könne tibetische Medizin das Leben vielleicht verlängern und Schmerzen lindern.

Patienten aus dieser Gruppe, die einen tibetischen Arzt aufsuchen, sollten sich aber bewusst sein, dass unsere Krankheitsbezeichnungen anders sind als die der Tibeter. Unter unserer Diagnose einer multiplen Sklerose zum Beispiel verbergen sich für einen tibetischen Arzt individuell völlig unterschiedliche Störungen der Körperenergien, aber keineswegs ein einheitliches Krankheitsbild im Sinne der tibetischen Medizin.

Das gilt natürlich auch für andere Leiden. Aber gerade diese Patienten gehören deshalb in die Hände von Meistern der Pulsdiagnose, also Ärzten mit sehr großer Erfahrung. Mehr darüber im nächsten Kapitel.

Warum gibt es bei uns keine tibetische Medizin?

Oft höre ich die Frage: Wenn die tibetische Medizin so fabelhaft ist, warum arbeiten dann nicht auch deutsche Ärzte damit?

Es gibt darauf eine dreifache Antwort:

◆ Nur wer eine klassische Ausbildung in der tibetischen Medizin hat und damit die Pulsdiagnose beherrscht, kann Patienten guten Gewissens behandeln.

◆ Tibetische Heilmittel können in Deutschland legal nicht zugelassen werden.

◆ Tibetische Kräuterpillen können nicht in ausreichender Menge produziert werden.

Die Ausbildung zum tibetischen Arzt erfordert natürlich die Beherrschung des Tibetischen in Wort und Schrift. Das ist die erste Voraussetzung. Die zweite ist die mündliche Unterweisung durch einen tibetischen Lehrer, da ohne sie die „Vier Tantras" als Basis des Studiums praktisch kaum verständlich sind. Sie sind nur ein Wortskelett, das sich erst durch die Unterweisung eines Meisters mit Leben erfüllt. Das heißt aber, dass jeder, der die tibetische Medizin erlernen will, sechs bis acht Jahre unter Tibetern leben und lernen muss.

Die deutsche Arzneimittelgesetzgebung stellt sehr hohe Ansprüche an die Arzneimittelsicherheit. Im Klartext heißt das, dass für jede einzelne Substanz in einer tibetischen Pille sowohl die Wirksamkeit als auch die Ungiftigkeit nachgewiesen werden muss. Das ist bei einem Kräutergemisch, bei dem nicht die einzelne Substanz, sondern das Zusammenwirken aller Substanzen die eigentliche heilende Wirkung bestimmt, praktisch unmöglich. Diese Prüfungen kosten auch immenses Geld. Davon sind auch unsere eigenen Pflanzenmittel, für die es ja eine lange Tradition gibt, betroffen. Viele sind vom Markt verschwunden und können nur durch teure chemische Mittel mit oftmals ausgeprägten Nebenwirkungen ersetzt werden. Insofern ist eine Zulassung tibetischer Heilmittel auf dem deutschen Markt unmöglich.

Es können aber bestimmte Mengen eines Medikamentes für einen einzelnen Patienten verschrieben und durch einen hiesigen Apotheker in Indien besorgt werden. Dieser erledigt die notwendigen Formalitäten gegenüber den Zoll- und den Gesundheitsbehörden. Sind größere Mengen erforderlich, dann wird auch dieser Weg schwierig.

Das Tibetan Medical Institute in Dharamsala betreibt heute fast 40 Zweigkliniken. Es hat, wir sagten das schon, große Schwierigkeiten, die nötigen Rohstoffe zu bekommen, und ist deshalb nicht in der Lage, Privatärzte in Indien oder im Ausland zu beliefern.

Es wird deshalb der Versuch gemacht werden, in den nächsten Jahren in den deutschsprachigen Ländern noch andere Zweigstellen zu gründen, so wahrscheinlich 1999 in München, wo bereits ab Januar ein tibetischer Arzt ständig zur Verfügung stehen wird (Adresse siehe Anhang). Auch hier gibt es erhebliche rechtliche Probleme nicht nur für den Import tibetischer Arzneien, sondern auch für die Zulassung eines Tibeters als Heiler. In Holland – und auch in England – gibt es diese Schwierigkeiten nicht.

Tibetische Privatärzte gibt es in der Schweiz und in Italien (Adressen im Anhang). Außerdem kommen ziemlich regelmäßig tibetische Privatärzte und Ärzte des Tibetan Medical Institute auf Einladung tibetischer und buddhistischer Organisationen nach Deutschland, Österreich und in die Schweiz. Die Termine, zu denen solche Ärzte hierher kommen, erfahren Sie über die Informationsstelle für tibetische Medizin (Adresse im Anhang).

Die Probleme, die damit verbunden sein können, vor allem mit dem manchmal schwierigen Nachschub an Pillen, habe ich bereits erwähnt. Diese Schwierigkeit besteht nicht in Amsterdam. Die dortige Zweigstelle des Tibetan Medical Institute wird von einer Stiftung getragen und ist ständig mit einem tibetischen Arzt besetzt. Eine zweite Klinik ist gerade in Emst nahe der deutsch-holländischen Grenze eröffnet worden. Die Arbeit dort ist sehr professionell und effizient und findet in einer angenehmen und warmen Atmosphäre statt. Die Wartezeit für einen Untersuchungstermin beträgt derzeit ein bis zwei Monate. Für jeden Patienten ist eine halbe Stunde eingeplant. Sie erhalten dort in der Regel die Medikamente für ein bis zwei Monate, die Sie jederzeit per Telefon oder Fax nachbestellen können, und müssen mit Kosten zwischen 200 und 250 DM rechnen, die Ihnen möglicherweise von Ihrer Privatkasse, in keinem Fall aber von den gesetzlichen Krankenkassen erstattet werden.

Schwerkranken der Gruppe 4 (siehe oben) empfehle ich, nur besonders erfahrene tibetische Ärzte zu konsultieren, die meistens mehrmals jährlich nach Deutschland kommen. Es sind dies der Leibarzt des Dalai Lama, Dr. Lobsang Wangyal und Dr. Trugawa Rinpoche (Kontaktadressen siehe Anhang).

In diesen Fällen kommt auch, sofern die Patienten eine Reise unternehmen und sich einen russischen Dolmetscher besorgen können, der russisch-burjatische Amchi Tschimit-Dorschi Dugarow in Ulan-Ude/Burjatien infrage. Auch eine Reise nach London zu dem Bön-Heiler Christopher Hansard ist gegebenenfalls erwägenswert: Sie werden diese beiden Ärzte noch kennen lernen (Adressen im Anhang).

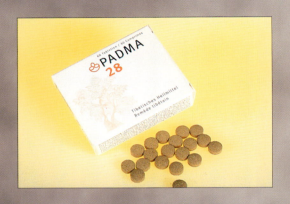

Padma 28:
die Lotospillen aus der Schweiz

In den Sechziger- und Siebzigerjahren des vorigen Jahrhunderts strömten in St. Petersburg die Patienten in die Praxis eines burjatischen Kräuterdoktors. Sein Name war Alexander Badmajew. Er stammte aus einem alten burjatisch-mongolischen Adelsgeschlecht, das sich auf Dschingis Khan zurückführte, und war als Mönch in einem berühmten burjatischen Kloster zum tibetischen Arzt ausgebildet worden. Er holte 1870 seinen jüngeren Bruder nach St. Petersburg, der sich ebenfalls taufen ließ. Er hieß nun Pjotr Badmajew, studierte westliche Medizin, wurde aber gleichzeitig von seinem Bruder in der tibetischen Heilkunde ausgebildet und betrieb zusammen mit ihm eine Kräuterapotheke. Die beiden Brüder genossen großes Ansehen und verkehrten auch bei Hofe.

Der letzte Zar wurde sogar der Taufpate eines Neffen von Pjotr Badmajew: Auch dieser – Vladimir, der später in Polen seinen Namen in Wladimir Badmajeff abwandelte – studierte westliche Medizin und wurde von seinem Onkel in der tibetischen Heilkunde ausgebildet. Er praktizierte sie bis zu seinem Tode im Jahr 1961 in Warschau, wohin er nach der russischen Revolution geflüchtet war. Über seine Söhne, die heute als Ärzte in den USA leben, gelangten seine Rezepte in die Schweiz. Das Rezept, nach dem heute „Padma 28" (Padma = Lotos) hergestellt wird, hatte die Nummer 28.

Der Schweizer Pharmakaufmann Karl Lutz, der spätere Gründer der Padma AG in Zürich, war bereits 1954 über einen Schüler von Wladimir Badmajeff mit der Konzeption und der Philosophie der tibetischen Medizin in Berührung gekommen. Es ging Lutz genauso wie manchem Anderen vor und nach ihm: Er war sofort von dieser fremdartigen, geheimnisumwitterten Heilkunde fasziniert.

1965 produzierte Lutz erstmals Padma 28 in der Schweiz. 1966 berichteten befreundete Ärzte ihm über erste positive Ergebnisse bei Kranken mit einem Gefäßverschluss der Beine, aber erst 1977 wurde eine wissenschaftliche Studie dazu veröffentlicht. Viele Jahre lang lag Karl Lutz im Kampf mit den Schweizer Behörden, welche die Zulassung von Padma verweigerten, und mit den Schulmedizinern, die nicht an den Effekt einer „harmlosen" Kräuterpille glauben wollten. Das sollte sich erst Anfang der Neunzigerjahre glücklicherweise ändern, als das Interesse an Naturheilmethoden sowohl bei den Patienten als auch bei den Medizinern rasch zunahm.

Als Karl Lutz im Mai 1995 starb, arbeiteten Forscher in vielen Ländern daran, die erstaunlichen und vielfältigen klinischen Wirkungen von Padma wissenschaftlich aufzuklären. Padma 28 gehört heute zu den am besten untersuchten Pflanzenheilmitteln, und seine Wirkung ist einwandfrei erwiesen.

Die „bittere" Pille aus Kräutern

Padma 28 ist eine ziemlich große, bräunliche Pille, die bitter schmeckt. Entsprechend ihrem bitteren Geschmack hat sie nach der tibetischen Arzneimittellehre kühlende Eigenschaften: Sie stimuliert „Wind", in geringerem Ausmaß „Schleim", und beruhigt „Galle". Damit ist das Mittel zur Behandlung von Hitzekrankheiten und „braunem Schleim" geeignet, also Erkrankungen, die mit Entzündungen, Stoffwechselstörungen und zu dickem Blut einhergehen. Sie sind die Folge einer ungesunden Ernährung und nach unserer Anschauung Risikofaktoren für die Entstehung der Arteriosklerose.

Windenergie wirkt sich nach tibetischer Auffassung unter anderem am Herzen und den Blutgefäßen aus.

Schleimenergie hat nicht nur eine Beziehung zu den Atemwegen, sondern auch zum Knochenmark, in dem die Immunzellen gebildet werden. Die Wirkung von Padma 28 wäre damit für einen tibetischen Arzt allein nach dem Geschmack der Pille in etwa vorhersagbar gewesen! Ich gebe Ihnen jetzt vier Fallbeispiele aus meiner Praxis, wo ich Padma 28 mit Erfolg eingesetzt habe:

Der erste Fall: Raucherbein

Einer meiner Patienten konnte keine hundert Meter weit mehr laufen, dann musste er stehen bleiben, weil er einen Krampf in der Wade bekam. Er sah sich gewöhnlich ein paar Minuten lang eine Schaufensterauslage an, dann ging es wieder ein Stückchen weiter. Der Mann rauchte 40 bis 50 Zigaretten am Tag. Man hatte ihm gesagt, er habe ein Raucherbein – auch Schaufensterkrankheit genannt.

Sein Arzt hatte ihm nacheinander drei verschiedene Tabletten verschrieben, die marktführend seien, doch sie hatten nicht geholfen. Dann hatte er den Film „Das Wissen vom Heilen" gesehen, in dem auch Padma 28 erwähnt wird. Diese Pille wollte er von seinem Arzt haben. „Das ist exotisches Zeug, lassen Sie die Finger davon und werfen Sie Ihr Geld nicht zum Fenster raus", meinte der nur. Ich verschrieb ihm Padma 28, als er dann zu mir kam.

Nach vier Wochen kam er wieder zu mir in die Praxis und war überglücklich: Er konnte fast 800 m ohne Schmerzen laufen. Geheilt war er nicht, aber fit für den Alltag. Und genau dieses Resultat war nach den wissenschaftlichen Untersuchungen zu Padma 28 zu erwarten: Das Heilmittel verbessert die Durchblutung in den Beinen, wenn die Blutgefäße verengt und verkalkt sind.

Der zweite Fall:
chronische Entzündung der Kieferhöhlen und Bronchien

Eine Patientin litt an einer chronischen Kieferhöhlenentzündung und damit verbunden an einer immer wiederkehrenden fieberhaften und oft eitrigen Bronchitis. Von jeder ihrer häufigen Geschäftsreisen in warme Länder, wo es ja ständig zieht, kam sie fiebernd zurück. Sie lehnte es schließlich ab, mehrmals jährlich mit Antibiotika behandelt zu werden. Ich gab ihr Padma 28. Die Kieferhöhlenentzündung und die Anfälligkeit der Bronchien sind seitdem verschwunden. Sie hat gelegentlich einen Schnupfen, aber die wochenlang andauernden Attacken in den Luftwe-

Padma 28: die Lotospillen aus der Schweiz

gen sind nie wiedergekommen. Sie kann wieder sorglos reisen und nimmt Padma jetzt seit drei Jahren nahezu ununterbrochen ein. Auch dies war zu erwarten: Padma 28 stimuliert das Immunsystem.

Der dritte Fall: Aids

Etwa 1987 kam ein junger Mann zu mir. Er hatte Fieber und massive Lymphknotenschwellungen vor allem im Halsbereich. Es ging ihm sehr schlecht. Schließlich stellte sich heraus, dass er eine Aids-Infektion hatte. Damals war gerade das erste Medikament zur Behandlung von Aids auf den Markt gekommen, das aber schwere Nebenwirkungen hatte – der Patient wollte es nicht nehmen. Ich gab ihm Padma 28, obgleich es damals keinerlei Berichte über eine Wirkung bei Aids gab. Es ging ihm schnell besser und seine Blutwerte blieben über acht Jahre hinweg stabil, ohne dass er ein anderes Medikament bekam. In der damaligen Situation hatte er eigentlich nur eine Lebenserwartung von zwei bis drei Jahren; heute gibt man einen „Cocktail" verschiedener Medikamente, der das Leben der Aids-Kranken deutlich verlängert. Erst 1990 wurden immunologische Arbeiten veröffentlicht, welche einen Effekt von Padma 28 auch auf das Immunzellsystem von Aidskranken beweisen.

Der vierte Fall: chronisch-infektiöse Hepatitis

Bei einem jungen Mann aus Thailand, der immer über Müdigkeit klagte und eine geschwollene Leber mit schlechten Leberwerten hatte, stellte sich eine chronische Infektion mit Hepatitis B als Ursache heraus, eine bei Asiaten sehr häufige Krankheit. Wenn die Leber sehr stark geschädigt ist, gibt man Interferon, ein sehr teures und nebenwirkungsreiches Medikament, das darüber hinaus auch nur etwa bei der Hälfte der Behandelten den gewünschten Effekt bringt. Dieses Mittel kam hier nicht infrage und, gestützt auf Arbeiten polnischer Autoren, hat dieser Patient ebenfalls Padma 28 von mir bekommen. Nach sieben Monaten war zwar die Infektion noch nachweisbar, aber nicht mehr die Leberschädigung.

Die Lotospillen bringen Fresszellen zum Leuchten: Forschung im Westen

Padma 28 ist ein Gemisch aus 22 Einzelsubstanzen, darunter 20 Kräutern. Jeder der verwendeten Pflanzenteile enthält zahlreiche Naturstoffe, sodass das Präparat insgesamt aus Hunderten von Inhaltsstoffen zusammengesetzt ist. Im Unterschied zu den tibetischen Präparaten aus Dharamsala enthält Padma 28 aber keine Pflanzen aus dem Hochhimalaja. Die Rezeptur wurde von den Badmajews schon im vorigen Jahrhundert an die in Russland gegebenen Möglichkeiten angepasst. Alle Pflanzen – bis auf eine, die ausschließlich in Europa vorkommt – gibt es auch im indisch-asiatischen Raum. Sie werden teils auf dem Pharmamarkt gekauft, teils von der Padma AG selbst kultiviert. Das Präparat wird natürlich entsprechend den Schweizer Normen für Arzneimittelherstellung und Arzneimittelsicherheit hergestellt.

Fangen Sie mit drei mal zwei Tabletten täglich an, aber haben Sie Geduld: Wie bei allen Pflanzenheilmitteln tritt auch bei Padma 28 die Wirkung nur langsam ein und Sie werden erst nach Wochen oder sogar Monaten beurteilen können, ob die Arznei Ihnen hilft. Dann können Sie die Dosis auf zwei mal zwei Tabletten reduzieren. Padma kann inzwischen in der Schweiz auch Kassenpatienten verschrieben werden, nicht aber in Deutschland. Hier können Sie es aber auf Privatrezept über jede Apotheke bekommen. Die monatlichen Kosten betragen momentan (September 1998) je nach Apotheke zwischen 80 und 90 DM.

Im Unterschied zu den Präparaten aus der Apotheke des Dalai Lama ist bei Padma 28 keine vorherige Pulsdiagnose nötig, Voraussetzung ist aber eine schulmedizinische Diagnose. Sie sollten das Mittel also nicht bei irgendwelchen vagen Beschwerden nehmen in der Hoffnung, dass es Ihnen hilft, sondern die Diagnose Ihres Arztes ganz genau kennen und im nächsten Kapitel nachlesen, ob Ihre Krankheit zu denen gehört, die man mit Padma 28 vielleicht bessern oder heilen kann. Allerdings wird Ihnen der schöne Spruch „Fragen Sie Ihren Arzt oder Apotheker nach

Nebenwirkungen und Risiken" wenig nützen, da diese bislang gar nicht oder schlecht informiert sind. Mir sind aber keine Nebenwirkungen bekannt und Sie können Padma 28 auch mit anderen Medikamenten kombinieren.

Experimentelle Untersuchungen haben gezeigt, dass die schwache Biostrahlung der so genannten Fresszellen (weißen Blutkörperchen) des Immunsystems durch Hinzufügen von Padma im Experiment verstärkt wird. Unter Biostrahlung versteht man die Erzeugung sichtbaren Lichts im Körper durch elektromagnetische Wellen, die sämtliche Funktionen in unserem Organismus vermitteln. Die Zellen leuchten also heller in Anwesenheit von Padma, oder anders ausgedrückt: Padma 28 verändert das Lichtfeld im menschlichen Organismus. Licht bestimmter Wellenlänge stößt aber gewisse Prozesse im Immunsystem an, die Entzündungen bekämpfen. Dadurch wird beispielsweise das Gleichgewicht zwischen eingedrungenen Viren und der Immunantwort des Körpers stabilisiert, sodass sich die Viren etwa bei einer Infektion mit den Erregern von Aids oder einer Hepatitis nicht mehr ungehemmt in den Immunzellen vermehren können.

Immunzellen bauen aufgenommene Schadstoffe in ihrem Inneren ab. Dabei entstehen kurzlebige Sauerstoffverbindungen, die giftig auf den Organismus wirken können, wenn sie nicht abgefangen und unschädlich gemacht werden. Wenn eine chronische Entzündung im Körper besteht, sind die Immunzellen ständig aktiviert und überschwemmen den Organismus mit den Giftstoffen. Das löst dann eine Stresssituation des Immunsystems aus, die biologisch nicht mehr sinnvoll ist. Auch hier hat Padma 28 einen heilenden Effekt: Bestimmte Gerbstoffe in der Kräutermischung binden die giftigen Sauerstoffverbindungen sehr viel stärker als andere marktgängige Produkte.

Ursachen für diesen „oxydativen Stress" sind aber auch falsche Ernährung, falsche Lebensweise, Umweltverschmutzung, Rauchen und Leistungsstress in Verbindung mit einer genetischen Disposition. Das muss Ihnen inzwischen sehr bekannt vorkommen, sind es doch die gleichen Faktoren, welche auch die tibetischen Ärzte für ein Ungleichgewicht der Körperenergien verantwortlich machen. Durch oxydativen Stress werden bestimmte Prozesse innerhalb der Blutgefäße begünstigt, die zur Zerstörung von Zellen und Geweben und letztendlich zur Ablagerung von Kalk und vorzeitiger Alterung der Gefäße führen. Zahlreiche Befunde sprechen dafür, dass diese komplizierten Prozesse durch Padma 28 verhindert oder verlangsamt werden können – das Medikament schützt die Blutgefäße.

Sie interessiert es aber wahrscheinlich weniger, warum ein Mittel hilft, sondern wobei es hilft:

Am besten ist die Wirkung beim intermittierenden Hinken (Raucherbein) als Folge einer Arteriosklerose der Beinarterien dokumentiert. Hier ist Padma 28 anderen Mitteln überlegen: Es begünstigt bei einem Gefäßverschluss die Ausbildung bis dahin verschlossener Blutgefäße, so genannter Kollateralen. Es bildet sich also eine Art Umgehungskreislauf.

Auch die gute Wirkung bei einer chronischen Bronchitis vor allem bei Kindern, die ein schwaches Immunsystem haben und infektanfällig sind, ist gut belegt, ebenso bei der chronischen Nebenhöhlenentzündung. Man kann bei Kindern – und natürlich auch bei Erwachsenen, wenn auch nicht in jedem Fall – eine erhebliche Reduzierung der akuten Schübe und eine Einsparung chemischer Mittel erreichen, besonders von Antibiotika, die ihrerseits wieder das Immunsystem belasten.

Die Arteriosklerose ist ein großes Problem der modernen Medizin. Falsche Ernährung und falsches Verhalten sind hier neben genetischen Faktoren die Hauptursachen. Die gefäßschützende Wirkung von Padma 28 hat da nach meiner Auffassung eine große Bedeutung. Sie können Sie vorbeugend nutzen, indem Sie 2 x 2 Tabletten Padma 28 als Ergänzung der Nahrung täglich einnehmen.

Speziell Patienten mit einem Risikoprofil, das fast sicher zur Sklerose der Herzkranzgefäße führt – einer Verbindung von Übergewicht, Bluthochdruck, hohen Blutfetten und erhöhtem Blutzucker –, sollten Padma vorbeugend nehmen. Es ist natürlich schwierig nachzuweisen, dass die erwünschte Wirkung tatsächlich eintritt. Das gilt aber genauso für fast alle Medikamente, welche Ärzte bei chronischen Erkrankungen verschreiben. Ich habe nach gefäßöffnenden Operationen am arteriellen Gefäßsystem der Beine (Raucherbein), der Nieren (Nierenarterienstenose) und des Herzens (Koronarstenose) immer Padma 28 als Dauermedikation – zusätzlich zu den allopathischen Mitteln – gegeben, um einem erneuten Verschluss der Gefäße vorzubeugen. Mit Erfolg, soweit man das bei einer begrenzten Zahl von Patienten beurteilen kann. Ein neuer Verschluss speziell der Herzkranzgefäße, den man nach einer Ballondilatation in 30 % der Fälle erwarten kann, lässt sich mit Padma 28 auch nach Untersuchungen aus der jüngsten Zeit möglicherweise verhindern.

Patienten, die vor einer Bypass-Operation oder gar vor einer Herztransplantation standen, haben mich gefragt, ob sie diese Operationen absagen und stattdessen Padma 28 nehmen sollten. Die Fragen waren insofern berechtigt, als in dem Film „Das Wissen vom Heilen" und in einer Fernsehsendung Patienten mit einer Verengung der Herzkranzgefäße erzählten, dass ihre Herzschmerzen nach der Einnahme von Padma 28 weg waren: Forschungen zu diesem Fragenkomplex laufen zurzeit, aber es dauert lange, ehe solche Studien wirklich aussagekräftig sind. Vertrauen Sie also Ihrem Kardiologen und nehmen Sie Padma 28 allenfalls zusätzlich zu den verordneten Medikamenten. Wird eine Operation für notwendig gehalten, dann folgen Sie dem Rat Ihres Arztes.

Eine andere Gruppe von Kranken kann vielleicht auch von der immunstärkenden Wirkung von Padma 28 profitieren: Das sind Patienten, bei denen ein Krebs operativ und/oder chemotherapeutisch behandelt worden ist. Auch hier empfehle ich Padma 28, um einer Metastasierung vorzubeugen. Allerdings gibt es auch hierzu bisher keine Studien. Sind bereits Metastasen nachweisbar, wird man von Padma wahrscheinlich keine Wirkung erwarten dürfen. Es gibt bislang keine Erkenntnisse darüber, dass deren Wachstum eventuell verlangsamt wird.

Die Wirkungsweise von Padma 28 ist im Einzelnen nicht geklärt und wird vielleicht auch nie zu klären sein – wie bei allen derart komplexen Kräutermischungen. Manches bleibt spekulativ, auch bei der folgenden Indikationsliste, die aber meiner eigenen Erfahrung seit 1984 entspricht und durch zahlreiche Studien zu Einzelfragen untermauert wird.

Die Lotospillen bringen Fresszellen zum Leuchten: Forschung im Westen

---

Nehmen Sie Padma 28 vorbeugend ein

▶ bei gehäuften Fällen von Herzinfarkt und Schlaganfall in der Familie, also bei erblicher Belastung

▶ bei röntgenologisch nachweisbaren arteriosklerotischen Gefäßveränderungen, die noch keine Symptome verursachen

▶ wenn Sie gleichzeitig mehrere Risikofaktoren haben, die erfahrungsgemäß zur Arteriosklerose führen

▶ nach einer gefäßöffnenden Operation an den Beinen, an der Niere oder am Herzen

▶ nach der operativen und/oder chemotherapeutischen Behandlung einer Krebserkrankung, wenn Sie keine Metastasen haben.

Nehmen Sie Padma 28 als Heilmittel,

▶ wenn Sie einen Gefäßverschluss der Beine haben; Sie können damit möglicherweise eine Operation verhindern

▶ wenn Sie ganz allgemein infektanfällig sind (auch bei Kindern)

▶ wenn Sie eine chronische Nebenhöhlenentzündung haben

▶ wenn Sie an einer leichten bis mäßiggradigen chronischen Bronchitis leiden (besonders bewährt bei Kindern)

▶ wenn bei Ihnen eine chronische Infektion mit Hepatitis B oder C mit einer leichten bis mittelgradigen Leberschädigung festgestellt worden ist

▶ wenn Sie eine Aids-Infektion mit fehlenden oder nur leichten Blutveränderungen haben, die noch nicht den Einsatz der sonst üblichen Medikamente rechtfertigen.

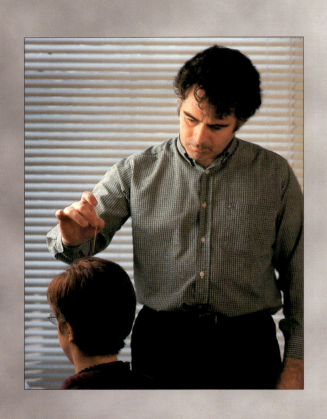

Tibetische Ärzte in anderen Ländern

Tausende Kilometer Luftlinie von Lhasa entfernt liegt die Autonome Russische Republik Burjatien. Die Region – ein Teil von Transbaikalien – schließt sich nördlich an die Mongolei an und wird im Westen vom Baikalsee begrenzt. Nach Norden zu geht sie in die eisigen Steppen Sibiriens über.

Die Burjaten gehören ethnisch und sprachlich zur mongolischen Volksgruppe und sind auch heute noch der nördlichste Vorposten des tibetisch-buddhistischen Kulturkreises. Die Mongolen wurden bereits im 13. Jahrhundert Buddhisten, die Burjaten erst im 17. Jahrhundert und zusammen mit der Religion haben sie natürlich auch die Medizin der Tibeter übernommen. Sie war in den burjatischen Klöstern verankert mit eigenen Medizinschulen und eigenen medizinischen Schriften und hatte dort ihre goldene Zeit vom 17. Jahrhundert bis spät hinein ins 19. Jahrhundert.

Der Sibirische Zweig der Russischen Akademie der Wissenschaften in Ulan-Ude, der Hauptstadt Burjatiens, hatte sich schon vor der Jahrhundertwende und bis in die Dreißigerjahre vor allem der Erforschung der tibetischen Pflanzenheilkunde gewidmet. Diese und andere Arbeiten wurden in den Siebzigerjahren wieder aufgenommen: Nicht nur sind die wichtigsten Werke tibetischer und mongolischer Autoren über tibetische Medizin ins Russische übersetzt worden, auch die pharmakologische Forschung hat neuen Auftrieb bekommen. Die Wissenschaftler – Pharmakologen, Botaniker und Ärzte – haben anhand der alten Rezepturen Arzneimittel aus Kräutern hergestellt, die aber wegen einer ähnlichen Situation der Gesetzgebung wie in Deutschland nur in Burjatien selbst zum Vertrieb zugelassen sind. Die Rohstoffe kommen hauptsächlich aus der Umgebung des Baikalsees, die für ihre besonders reine Luft bekannt ist: Dort sollen die Pflanzen ganz besonders reich an biologisch aktiven, heilenden Stoffen sein. Die Kollegen in Ulan-Ude sagten mir, dass in den „Vier Tantras" genaue Anweisungen enthalten sind, welche Pflanzen man nehmen kann, wenn solche aus dem Hochgebirge nicht zu haben sind. Entsprechend den hier üblichen Richtlinien für die Arzneimittelsicherheit werden in den Labors der Akademie auch toxikologische Untersuchungen gemacht: Das ist eine sehr wichtige Verbesserung der Arzneimittelsicherheit im Vergleich zu Lhasa und Dharamsala.

Ein hochinteressantes Gebiet ist natürlich auch die Grundlagenforschung über die Wirkungsmechanismen tibetischer Medizin. Ähnlich wie in Zürich vertreten auch die Forscher in Ulan-Ude die Meinung, dass tibetische Heilkräuter eine ganz spezifische Wirkung auf das Immunsystem haben und dass ihr Einsatz bei arteriosklerotischen Erkrankungen des Herzens und der Blutgefäße, ebenso bei Tumorleiden intensiv geprüft werden muss.

Andere Wissenschaftler beschäftigen sich mit der Frage, ob man die Pulsdiagnose mit Computern simulieren kann. Mithilfe ausgefeilter elektronischer Techniken versuchen sie, die Pulstastung, die ja eine eminent subjektive Methode ist und in ihrer Aussagefähigkeit vom Können des jeweiligen Arztes abhängt, objektivierbar zu machen. Auch in China hat es ähnliche Versuche gegeben. Die burjatischen Kollegen arbeiten mit bewundernswerter Beharrlichkeit an diesem schwierigen Problem, das aber noch keineswegs gelöst ist: Die Pulswellen werden mit computergestützter Technik an den klassischen Stellen abgenommen, aufgezeichnet und entsprechend der tibetischen Pulslehre interpretiert. Ergänzt wird das Verfahren durch eine Befragung anhand eines Fragebogens, mit dem die Krankheitssymptome entsprechend den „Vier Tantras" erfasst werden. Aus der Verknüpfung der beiden Verfahren ergeben sich dann verschieden gewichtete Wahrscheinlichkeitsdiagnosen.

Das ist zweifellos ein interessanter Ansatz, um der Pulsdiagnose ihre Geheimnisse zu entreißen. Ich selbst war in den Siebzigerjahren an der Entwicklung einer Software für automatisierte Untersuchungszentren hierzulande beteiligt und kenne die Schwierigkeiten aus eigener Erfahrung sehr genau. Solche Forschungen könnten, wenn sie zu einer preiswerten und treffsicheren Diagnose führen, natürlich die Verbreitung der tibetischen Medizin im Osten wie im Westen sehr fördern. Es wäre dann zumindest ein großes Problem gelöst, nämlich die Pulsdiagnose zu erlernen. Das allein würde aber den großen Aufwand nicht rechtfertigen, weil die Apparatur bislang sehr, sehr teuer ist. Der Vorteil dieser typisch westlichen, technologischen Problemlösung wäre aber ein Zuwachs an Information: Wir wüssten dann vielleicht mehr über das Verhalten der Energie im Körper, das wir bislang nicht erfassen können. Das andere Problem, die Beschaffung der Medikamente, bliebe allerdings zumindest bei uns bestehen.

In enger Zusammenarbeit mit der Akademie der Wissenschaften arbeitet das „Zentrum für östliche Medizin" in Ulan-Ude. Hier werden die Ergebnisse der wissenschaftlichen Untersuchungen in die Praxis umgesetzt und erprobt. Das betrifft vor allem die Pulsdiagnostik und die Arzneimitteltherapie. Die Patienten erhalten außerdem Physiotherapie und Behandlungen mit den „äußeren" Methoden der tibetischen Medizin, auch mit Akupunktur in ihrer chinesischen Form. Das Zentrum verbindet die westliche Wissenschaft auch personell mit der traditionellen Medizin, denn hier arbeiten auch mehrere „Emchis" – das entspricht dem tibetischen „Amchi" –, also Ärzte der traditionellen tibetischen Medizin zusammen mit den burjatischen Ärzten. Ein oder zwei davon sind Mönchsärzte.

Der „Wunderheiler" vom Baikalsee

Die burjatischen Klöster und damit die Zentren der tibetischen Medizin wurden 1936/37 sämtlich geschlossen. Das hat natürlich auch die Traditionskette der traditionellen Medizin in Burjatien für fast 30 Jahre völlig unterbrochen – es ist mir nicht bekannt, dass es ähnlich wie in Tibet eine Tradition der Wissensübermittlung außerhalb der Klöster gegeben hat. Erst Anfang der Sechzigerjahre wurden einige Klöster wieder aufgebaut, aber nur ganz wenige der alten Ärzte waren noch am Leben: Einer davon lebte im Kloster Aga (Aginsk) – demselben Kloster, aus dem seinerzeit die Badmajews hervorgegangen sind, die unter anderem das Rezept von Padma 28 mit nach St. Petersburg gebracht hatten.

Tibetische Ärzte in anderen Ländern

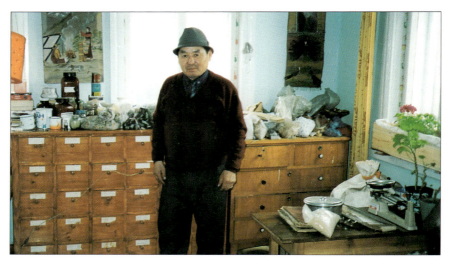

Tschimit-Dorschi Dugarow, der Wunderheiler vom Baikalsee, kann selbst bei aussichtslosen Fällen oft noch helfen.

Dieser Arzt hatte damals einen Helfer, einen jungen Mann aus einem Nachbardorf, der ihm beim Kräutersammeln und bei der Herstellung der Arzneien zur Hand ging. Heute ist dieser selbst ein berühmter Arzt: Sein Name ist Tschimit-Dorschi Dugarow. Die tibetische Medizin faszinierte ihn so, dass er sie später in Ulan-Bator, der Hauptstadt der Äußeren Mongolei, an der dortigen Medizinschule systematisch studierte. Sehr viel später verbrachte er auch einige Zeit in Dharamsala.

Tschimit-Dorschi genießt in Ulan-Ude einen Ruf als „Wunderheiler", weil er selbst bei aussichtslosen Fällen noch hat helfen können. In dem Film „Das Wissen vom Heilen" sind einige davon gut dokumentiert worden. Er arbeitet zwei Tage in der Woche am Zentrum für östliche Medizin und bildet dort auch Schüler aus.

Es ist offensichtlich, dass Tschimit-Dorschi ganz besondere Fähigkeiten hat, seine Arzneien entsprechend den individuellen Erfordernissen herzustellen. Er sammelt alle seine Kräuter selbst und kultiviert auf den Bergen um Ulan-Ude auch Pflanzen, die sonst nur im Himalaja wachsen.

Zu Hause werden die Kräuter mit einer schweren Hantel aus Eisen zerrieben, in einem großen Mörser pulverisiert und anschließend gesiebt. Die Pulver werden dann den Patienten in kleinen Papiertütchen übergeben. Das ist eine sehr ökonomische Art, Arzneimittel herzustellen, da damit eine Vorratshaltung ebenso entfällt wie das mühsame manuelle Herstellen von Pillen oder gar die Anschaffung von Maschinen.

Der burjatische Arzt hat eine ganz andere Ausstrahlung als etwa Dr. Choedrak, der vormalige Leibarzt des Dalai Lama. Er ist ein Mann von höchster Professionalität und beherrscht nicht nur sein Handwerk, sondern kümmert sich in geradezu rührender Weise auch um ausländische Patienten, die von weit her angereist sind. Er hat eigentlich nichts von einem Schamanen an sich, dem man übernatürliche Kräfte zutrauen möchte, aber er verfügt ganz sicher über ein überdurchschnittliches Maß an Intuition, ohne die kein Arzt oder Heiler Erfolg haben wird. Und er scheut sich auch keineswegs, für seine Patienten weite Reisen in Sibirien zu unternehmen, um mit Schamanen, die es dort noch gibt, in Verbindung zu treten – in Sibirien war die schamanistische Bön-Medizin viel länger verbreitet als in Tibet, wo sie schon sehr früh in die tibetische Medizin integriert wurde.

Tschimit-Dorschi ist Buddhist und tibetischer Arzt, aber ich würde nie sagen, er sei ein buddhistischer Arzt und betreibe buddhistische Medizin, wie die alten tibetischen Ärzte im Exil, in deren Persönlichkeit sich Religion und Medizin zu einer schwer beschreibbaren Einheit verbunden haben. Man merkt das einfach an ihrer persönlichen Ausstrahlung. Der Arzt aus Ulan-Ude wirkt kühler, zurückgenommener. Sein Buddhismus wird sozusagen nicht öffentlich. Dies mag an seiner Persönlichkeit liegen oder an den Umständen, unter denen er aufgewachsen ist und lebt – seinem Können als tibetischer Arzt tut dies sicher keinen Abbruch.

Für mich bedeutete die Begegnung mit Tschimit-Dorschi eine kleine Wende, war ich doch seit 1984 den Umgang mit tibetischen Ärzten gewohnt, die in einer, sagen wir, sehr traditionellen Weise die tibetische Medizin vertreten. Das hatte natürlich in den ersten Jahrzehnten im Exil seine Berechtigung, zumal es damals kaum Kontakte mit der westlichen

Medizin gab. In Burjatien traf ich zum ersten Male Nicht-Tibeter, die ihre Lebensarbeit der Erforschung der tibetischen Medizin widmen und sozusagen neue Triebe an einen alten Baum wachsen lassen, neue Ideen in ein uraltes System einbringen: Im „Atlas der tibetischen Medizin" werden die „Vier Tantras" als Baum mit vielen Zweigen bildlich dargestellt. Und Tschimit-Dorschi ist einer der Ärzte, die diese in Burjatien fast ausgerottete Tradition in enger Verbindung mit der modernen Medizin wieder belebt haben.

Die weite Reise nach Sibirien – rund neun Stunden reine Flugzeit – wird sicher jeden „normalen" Patienten davon abhalten, dort Hilfe zu suchen. Man braucht auch einen Dolmetscher, doch dieses Problem ist zu lösen. Auf jeden Fall ist die Reise nach Russland weniger beschwerlich als die nach Dharamsala, aber für die meisten Patienten, die bei mir anfragen, wohin sie sich wenden sollen, ist schon die Reise nach Amsterdam zu strapaziös. Trotzdem gibt es Kranke, denen ich rate, nach Ulan-Ude zu fahren: Das sind Patienten mit schweren Nervenleiden wie einer Degeneration der Nervenbahnen im Rückenmark aus verschiedener Ursache, mit Lähmungen nach Unfällen und mit Krebserkrankungen. Hier mag es noch Hoffnung geben, den Krankheitsprozess aufzuhalten, zu verlangsamen oder Tumoren so weit zu reduzieren, dass sie operabel werden. Da Tschimit-Dorschi am Zentrum für östliche Medizin mit Schulmedizinern zusammenarbeitet, ist eine umfassende Betreuung gewährleistet.

Ich bin mir durchaus bewusst, dass der Rat, zu einem „Wunderheiler" nach Sibirien zu fahren, vielen meiner Kollegen dubios vorkommt. Ich habe dabei selber auch Hemmungen. Intensive briefliche oder telefonische Kontakte mit vielen Schwerkranken haben mich aber überzeugt, dass es falsch ist, Kranken, die nach schulmedizinischen Kriterien unheilbar sind, jede Hoffnung auf Heilung oder wenigstens auf eine Verlängerung des Lebens unter akzeptablen Bedingungen zu zerstören. Jeder Fall liegt anders und man kann nicht pauschal sagen: Gehen Sie hierhin oder dorthin oder lassen Sie es ganz sein. Man muss auch als Arzt akzeptieren, dass es andere gibt, die mehr oder anderes können als man selbst und dass es Heilungen gibt, die man nicht verstehen und nachvollziehen kann.

Ein Arzt für Bön-Medizin in London

Vor zwei Jahren lernte ich auf einem Seminar einen sympathischen jungen Engländer kennen, der mir erzählte, dass er ein Bön-Mediziner sei. Er lachte, als ich ihm sagte, dass ich mir einen Schamanen ganz anders vorgestellt hätte, und erzählte mir ein wenig von seiner Arbeit und seiner Biographie. Jetzt beim Schreiben dieses Buches fiel mir diese schier unglaubliche Erzählung des Bön-Arztes wieder ein und ich verabredete mich mit ihm in London zu einem Interview. Hier ist seine Geschichte:

Christopher Hansard (Foto Seite 140) stammt aus einer bekannten englischen Familie und wurde 1957 in Neuseeland geboren, wo seine Eltern damals lebten. Er war vier Jahre alt, als er eines Tages mit seinen Eltern am Strand spazieren ging und von einem Fremden, der ganz offensichtlich ein Asiate war, angesprochen wurde. Es war, wie sich dann herausstellte, ein Tibeter, der 1955 bereits nach Neuseeland gekommen war, um eben diesen kleinen Jungen zu suchen. Er war ein Bön-Mediziner, und wurde später der Lehrer des Engländers.

Der Tibeter kam ursprünglich aus der Provinz Kham und gehörte zu einem der Stämme, die lange vor der Gründung eines tibetischen Reiches als Nomaden Tibet bevölkert hatten. Ihre Überlieferung sagt, dass sie irgendwann in vorgeschichtlicher Zeit aus Sibirien gekommen seien. Sie waren Bön-Anhänger. Schon vor der Zeit des Buddhas, also vor über 2500 Jahren, hat es ihrer Tradition zufolge eine hochentwickelte Bön-Kultur in ganz Zentralasien gegeben mit festen Konzepten über Körper und Geist, das Sterben und den Tod. Es seien dies aber nicht die eher primitiven schamanistischen Vorstellungen gewesen, von denen wir am Anfang dieses Buches gesprochen haben, wie sie bei Naturvölkern auch heute noch verbreitet sind, vielmehr war und ist es eine yogische Praxis, ähnlich dem Dzogchen, einer Meditationspraxis der ältesten Schule des tibetischen Buddhismus. Sie wird „Ngakpa" genannt.

Die Anhänger dieses Zweiges der Bön-Tradition sehen Padmasambhava, jenen Bezwinger der Bön-Dämonen, der von den Tibetern als ein zweiter Buddha verehrt wird, als spirituellen Meister an. Sie lehnen den Buddhismus nicht ab, sind aber auch nie so vollständig in diesen integriert worden wie die Mehrzahl der Bön-Anhänger, die bis hin zur Gründung einer eigenen klösterlichen Hierarchie fast vollständig im Buddhismus aufgegangen sind und auch heute noch im Parlament der Exiltibeter als eigene Gruppe vertreten sind.

Aus den Nomaden des Stammes Nam, zu denen der Meister von Christopher Hansard gehörte, waren im Laufe der Jahrhunderte Händler geworden. Sie lebten in Osttibet, in der Mongolei nahe der Grenze zu Burma und am Südhang des Himalaja als mehr oder weniger geschlossene Gruppen. Sie hatten schon 1948 Warnungen vor dem drohenden Einmarsch der Chinesen erhalten und wanderten 1950 nach Indien aus.

Neben seiner eigenen spirituellen Tradition hatte dieser Zweig der Bön-Anhänger auch eine medizinische Tradition aus uralter Zeit, die Dür-Bön genannt wird, über die aber keine schriftlichen Aufzeichnungen je existiert haben. Sie wurde immer nur von Lehrer zu Schüler weitergegeben. Christopher Hansard erzählt, dass sein Meister die Bön-Medizin von seinem Vater erlernt habe, dazu auch die tibetische Medizin und die Astrologie, die sich von der indotibetischen und der chinesischen Astrologie unterscheide.

Die Buddhisten sprechen von gewissen Gottheiten als von einem „Dharma-Protektor" und meinen damit einen Beschützer der Lehre des Buddha. Sein Meister sei so etwas wie ein kleiner Dharma-Protektor gewesen, nicht der Lehre des Buddha, sondern der Bön-Tradition des Heilens. Solche Meister kommen alle 700 Jahre auf die Erde, um die Tradition aufrechtzuerhalten. Jener nun, sein Lehrer, habe aufgrund astrologischer Berechnungen festgestellt, dass sich in Kürze eine bestimmte Art intelligenter, zum Heilen befähigter Energie in neun verschiedenen Personen verkörpern werde. Acht davon würden in Indien geboren werden – sie leben dort noch heute – und einer in Neuseeland. Um eben diese Verkörperung zu suchen, war er nach Neuseeland gekommen.

Christopher Hansard lehnt es ab, von Wiedergeburt zu sprechen. Er sei nicht die Wiedergeburt eines verstorbenen Meisters der Bön-Medizin, denn so etwas gebe es nicht. Ihm sei lediglich eine ganz bestimmte Qualifikation eingeboren worden, eine Anlage, die sich nur durch eine entsprechende Schulung durch einen berufenen Meister entwickeln und vollenden könne. So sei es ihm erklärt worden. Er wurde von seinem sechsten bis zu seinem 27. Lebensjahr von seinem Meister in dessen spiritueller und medizinischer Tradition unterrichtet. Gleichzeitig hat er natürlich auch die normale Schulbildung durchlaufen und in Neuseeland außerdem einige Semester Medizin studiert, ohne jedoch einen Abschluss zu machen.

1984 kehrte er mit seiner Familie nach England zurück, zweifelte aber lange, ob er wirklich zum Heiler befähigt sei. Erst 1989 eröffnete er eine eigene Praxis, nachdem er die Botanik der Heilkräuter systematisch an der bekannten National Institution of Phytotherapy studiert hatte, um seine Ausbildung in der Kräuterheilkunde, die er von seinem Meister erhalten hatte, zu erweitern. Er musste auch bestimmte Prüfungen machen, um die staatliche Zulassung als „Arzt für Bön-Medizin" zu erhalten.

Der grundlegende, mündlich überlieferte medizinische Text heißt „Die Lehre von den 100 000 Heilweisen". Er sei zumindest teilweise mit den Vier Tantras identisch. Es gibt einige wichtige Unterschiede: So nehmen die Bön-Mediziner an, dass sich das Bardowesen erst im vierten Schwangerschaftsmonat inkarniert und dass sich im Embryonalstadium zunächst das Hirn ausbilde, dann das Nervensystem und zuletzt das Herzzentrum. Die Säfte oder Körperenergien gehen vom Hirn aus und nicht wie in der tibetischen Medizin vom feinstofflichen Herzzentrum. Da die Bön-Heiler auch immer Sektionen durchgeführt haben, seien ihre Kenntnisse über die Anatomie besser als die der tibetischen Ärzte gewesen, aber gewiss immer noch auf einem mittelalterlichen Stand verblieben. Auch die diagnostischen Methoden, die Kräuterheilkunde und die äußeren Heiltechniken seien ähnlich wie in der tibetischen Medizin.

Wenn Sie das lesen, werden Sie sich natürlich fragen, was ist denn überhaupt anders an der Bön-Medizin und an Christopher Hansard, außer dass er keine klassische Ausbildung in der tibetischen Medizin erhalten hat. Die Frage ist für mich schwer zu beantworten, weil ich dazu nicht genügend ins Einzelne gehende Informationen habe: Die Unterschiede zur tibetischen Medizin liegen sicher in vielen kleinen Details auf der einen und in der unkomplizierten, undogmatischen Art, in welcher Christopher Hansard seine Praxis betreibt, auf der anderen Seite.

Zur Diagnostik benutzt er hauptsächlich die Pulstastung, aber auch zusätzlich einen Fragebogen mit 29 Fragen, die man auf rund 500 Fragen erweitern kann. Es ist der gleiche Fragebogen, den auch die Ärzte in Ulan-Ude bei der computerisierten Pulsdiagnose benutzen. Die Fragen sind in den „Vier Tantras" enthalten, werden aber von den tibetischen Ärzten nach meiner Kenntnis nicht systematisch benutzt. Eine körperliche Untersuchung macht Hansard nur in unklaren Fällen. Eine Urinanalyse wird etwas häufiger als in den tibetischen Ambulanzen durchgeführt – bei jedem fünften bis zehnten Patienten – und moderne Laboruntersuchungen setzt er nach Bedarf ein, demnächst auch in seinem eigenen Labor.

Die Medikamente werden von einer Pharmafirma nach seinen Anweisungen hergestellt. Genauso handhabt es die Padma AG in der Schweiz. Bis vor kurzem hatte Hansard die Pflanzen selbst kultiviert, mußte das dann aber aus Kostengründen aufgeben. Er verfügt heute über 400 Rezepturen mit 5000 Einzelbestandteilen, die als Tee, Tropfen, Kapseln, Gel oder Puder verabreicht werden können. Einige der Kräutermischungen enthalten auch verschiedene Salze, Schwefel und Gold, die in der Wirkung den Juwelenpillen gleichen. Sie enthalten jedoch kein Quecksilber, weil es zu giftig sei. Er benutzt auch keine Tierbestandteile, weil sie nach Ansicht der Bön-Medizin ansteckende Krankheiten übertragen können. Wenn bestimmte Pflanzen nicht erhältlich sind, dann nimmt Hansard Pflanzen aus der gleichen Familie oder richtet sich nach dem Geschmack.

Er arbeitet viel mit Bewegungsübungen, Schröpfen, Moxibustion, der Goldenen Nadel und mit einer Akupunkturtechnik, die weder mit der tibetischen noch mit der chinesischen ganz identisch ist. (Die Bön-Mediziner verwenden keine Brenneisen, weil diese Behandlung zu grausam sei.) Ich hatte den Eindruck, dass diese „äußeren Methoden" in der Praxis von Hansard sehr viel häufiger und intensiver genutzt werden als in den tibetischen Ambulanzen. Die Praxis liegt in dem Londoner Stadtteil Earls Court und macht einen ausgezeichneten Eindruck. Der Arzt geht sehr lie-

Ein Arzt für Bön-Medizin in London

bevoll mit seinen Patienten um und hat in den neun Jahren seit der Praxiseröffnung 20 000 Kranke behandelt. Etwa 50 % der Patienten haben funktionelle Störungen auf psychosomatischer Basis. Auf meine Fragen meinte Hansard, dass seine Art der Medizin Krebskranken durchaus helfen könne – er sagte nicht „heilen". In jedem Fall habe sie den Effekt, dass Nebenwirkungen, zum Beispiel bei einer Chemotherapie, geringer seien. Generell hat er die Erfahrung gemacht, dass nebenwirkungsreiche allopathische Medikamente besser verträglich sind, wenn der Patient zusätzlich seine Kräuterarzneien einnimmt. Organische Nervenkrankheiten behandelt er außer mit Medikamenten mit Physiotherapie, der äußerlichen Anwendung von Kräutern und mit der Goldenen Nadel. Auch bei der Epilepsie hat er gute Erfolge, setzt die westliche Medizin aber versuchsweise frühestens nach einem Jahr ab und hat ganz allgemein überhaupt nicht den Drang, die Verordnungen seiner allopathischen Kollegen abzusetzen – er ergänzt sie lediglich.

Hansard bildet seit einigen Jahren fünf Ärzte und Heilpraktiker in der Bön-Medizin aus und hat sehr guten Kontakt, wie er sagt, zu seinen Kollegen von der westlichen Medizin. Es kommen auch viele Buddhisten und buddhistische Nonnen und Mönche zu ihm, was ihn darüber hinwegtrösten mag, dass tibetische Ärzte ihn nicht akzeptieren.

Termine für eine Untersuchung bekommt man erst vier bis sechs Wochen nach der Anmeldung. Die erste Konsultation kostet umgerechnet 295 DM, die folgenden kosten 135 DM, Medikamente für vier Wochen zwischen 30 und 120 DM.

Ich habe schon einmal erwähnt, dass im Atlas der Medizin das „Wissen vom Heilen" in Form eines Baumes mit seinen Verzweigungen dargestellt wird. Ich denke, auch Christopher Hansard ist ein frischer Trieb an diesem uralten Baum und es hat mir Freude gemacht zu sehen, wie mühelos dieser junge, aber gut ausgebildete Engländer eine alte und nicht einmal schriftlich fixierte Heilweise aus Zentralasien mit modernem medizinischem Denken in Einklang bringt. Auch er praktiziert eben das, was der Dalai Lama in dem nachfolgenden Interview fordert: neue Ideen in die tibetische Medizin einzubringen.

Ausblick

Auch in der Ärzteschaft nimmt das Interesse an alternativen Heilweisen aus anderen Kulturen durchaus zu. Die tibetische Medizin gehört bislang nicht dazu. Die Gründe dafür liegen, wenn Sie mir als Leser bis hierhin gefolgt sind, auf der Hand: Es kennen sich bei uns eben bisher nur wenige mit der tibetischen Medizin aus. Das muss Sie aber nicht beunruhigen, wenn Sie tibetische Medizin einnehmen wollen. Sie müssen nur aufmerksam nachlesen, wann und unter welchen Bedingungen Sie tibetische Medikamente einnehmen können, das heißt auch, ob Sie die Heilkräuter allein oder zusätzlich zu Ihren gewohnten Medikamenten nehmen. Sie werden vielleicht nicht immer den erhofften Nutzen davon haben, brauchen aber keinen Schaden zu befürchten, wenn Sie sich an die vorgeschriebenen Dosierungen halten.

Sie haben gesehen, dass die tibetische Medizin absolut kein „exotisches Zeug" ist. Sie ist eine unglaublich facettenreiche Ganzheitsmedizin, die aus der Verschmelzung von Religion und Medizin entstanden ist und den Körper über den Geist zu kurieren trachtet. Bei uns hingegen ist der geistig-seelische Bereich als eine Quelle, aus der Krankheiten entstehen können, aus dem Bewusstsein der Ärzte verdrängt worden. Die Psychosomatiker und Psychotherapeuten versuchen mühsam, ihm seine Bedeutung wiederzugeben. Die tibetische Medizin hat sogar ihre Entkoppelung vom Buddhismus und ihre Öffnung hin zur westlichen Medizin in Lhasa überstanden. Das war ein von den Umständen erzwungenes, unfreiwilliges Experiment, aber es scheint gelungen zu sein und vor allem in Russland wird dieser Weg in jüngster Zeit fortgesetzt. Sie haben schon von dem Aufblühen der tibetischen Medizin in Burjatien gehört, aber auch im buddhistischen Kalmückien nördlich des Kaspischen Meeres und in Moskau und St. Petersburg sind Zentren der tibetischen Medizin entstanden, die entweder eng mit westlichen Ärzten zusammenarbeiten oder von Ärzten mit einer Ausbildung in westlicher und traditioneller Medizin geleitet werden. Sie diagnostizieren mit der Pulstastung zusammen mit westlicher apparativer Technik und behandeln mit tibetischer Kräutermedizin, Moxibustion und chinesischer Akupunktur. Im Vordergrund steht die Behandlung von Kranken wie bei uns, aber auch eine Rückbesinnung auf die buddhistischen und noch weiter gehend auf die zentralasiatischen Wurzeln der tibetischen Medizin wird durch die Übersetzung der alten Texte gefördert.

Auch in den Vereinigten Staaten gibt es eine sehr deutliche Hinwendung zu einer komplementären, alternativen und damit auch zur tibetischen Medizin, deren Zentren meist in enger Verbindung zu buddhistischen Organisationen stehen. In den USA überwiegt das Interesse an tibetischen Heilweisen, die den Körper über den Geist beeinflussen, wie ich sie in diesem Buch geschildert habe. Das schließt die Korrektur falschen Denkens und falschen Verhaltens ebenso ein wie Visualisationstechniken, Atemübungen und meditative Techniken, zum Beispiel das Kalachakra Tantra, und entspricht der langen Tradition der Psychotherapie in Amerika: Jeder Fan von Woody Allan weiß, dass ein anständiger Amerikaner neben seinem Anwalt und seinem Zahnarzt auch einen Psychotherapeuten beschäftigt. Bei uns ist diese Tradition, die von Sigmund Freud in Wien begründet wurde, durch die Nazizeit unterbrochen und erst spät in der Nachkriegszeit wieder aufgenommen worden. Die Behandlung mit tibetischer Kräutermedizin tritt dagegen in den Hintergrund, weil in den Vereinigten Staaten die gleichen gesetzlichen Beschränkungen bestehen wie bei uns.

Und schließlich haben wir gesehen, dass die Prüfung der tibetischen Arzneien mit moderner wissenschaftlicher Technologie durchaus positiv ausgefallen ist. Das vorsichtige Abklopfen unserer Wissenschaftler, was sich denn hinter dieser geheimnisvollen Medizin verbirgt, hat überraschende Ergebnisse gebracht. Das Fragen wird im Westen weitergehen und die tibetische Medizin wird den Fragen standhalten und sich nicht in Luft auflösen. Sie ist für Überraschungen immer gut, wie die Entwicklung in den letzten Jahrzehnten gezeigt hat. Und selbst wenn Sie kein Buddhist sind, werden Sie trotzdem von der tibetischen Medizin profitieren. Hören Sie dazu den Dalai Lama selbst.

Der Dalai Lama spricht

(Auszug aus einem unveröffentlichtem Interview mit dem Autor, Sommer 1995)

Frage: Eure Heiligkeit, was denken Sie über die Beziehung zwischen tibetischer Medizin und westlicher Medizin? Sind die Systeme völlig verschieden oder besteht die Möglichkeit, dass sie sich näher kommen?

Dalai Lama: Ich denke, beides stimmt. Es gibt Ähnlichkeiten und Verschiedenheiten, soweit ich es bemerke. Die tibetische Medizin balanciert die Elemente besser aus, die wir Wasser, Luft usw. nennen. Wenn eines der Elemente stärker wird, dann können die physikalischen Funktionen wie das Immunsystem nicht mehr effektiv arbeiten. Diese Erhaltung des Gleichgewichtes durch die tibetische Medizin ist wichtig.

Wir brauchen ein gutes Programm und viel Zeit, um Forschung zu betreiben. Das wird sehr interessant werden. Bei bestimmten Krankheiten wie Tuberkulose oder Fieber oder Ähnlichem ist die westliche Medizin viel effektiver. Bei anderen Krankheiten, besonders bei den chronischen, auch bei Gelbsucht, Magenerkrankungen, Asthma und anderen Leiden ist die tibetische Medizin sehr gut. Das ist meine Beobachtung.

Eine andere spezielle Sache ist die holistische Sicht. Wenn Sie einen Patienten untersuchen oder behandeln, dann müssen Sie seine gesamte physische Konstitution beachten, aber auch seine geistigen Funktionen mit einbeziehen.

Frage: Kann ein westlicher Patient einfach von einem tibetischen Arzt behandelt werden oder bedarf es dazu irgendwelcher besonderer Voraussetzungen?

Dalai Lama: Es gibt keinen Unterschied zwischen tibetischen und westlichen Krankheiten. Auf der psychologischen Ebene mag es gewisse Unterschiede geben, aber die sind geringfügig. Der Patient braucht auch nicht selbst Buddhist zu sein.

Frage: Würden Sie sich wünschen, dass sich die tibetische Medizin hier in Asien weiter ausbreitet und dann auch im Westen?

Dalai Lama: Also das Wichtigste ist im Moment die Erhaltung der tibetischen Medizin. Aber auch weitere wissenschaftliche Untersuchungen sind nötig, Forschung. Es gibt da manchmal Vorbehalte in unserer tibetischen Gesellschaft. Es könnten einige neue Ideen in die tibetische Medizin kommen, die hilfreich sein können, um den Menschen zu helfen. Dann wünsche ich mir engeren Kontakt mit der allopathischen Medizin und der Chirurgie.

Viele Inder und Amerikaner, viele Europäer kommen schon und nehmen tibetische Medizin. Heute sind die Möglichkeiten, tibetische Pillen herzustellen, sehr limitiert. Wir können keine Massenproduktion machen. Gewisse Pflanzen, die in den hohen Bergen wachsen, müssen kultiviert werden, damit wir genügend davon bekommen und eine größere Zahl von Patienten versorgen können.

Frage: Gibt es denn dafür genügend erfahrene tibetische Ärzte?

Dalai Lama: Sehen Sie, die ärztliche Erfahrung ist sehr wichtig für die praktische Arbeit. Viele unserer Ärzte sind sehr alt und haben sehr gelitten in den letzten Jahrzehnten. Jetzt haben wir mehr und mehr jüngere Ärzte, aber immer noch eine zu geringe Zahl. Sie lernen hier für fünf Jahre und sammeln dann noch eine gewisse Zeit lang praktische Erfahrungen.

Frage: Gibt es immer noch tibetische Ärzte in Tibet?

Dalai Lama: Das ist ganz interessant. In der Amdo-Gegend, in Kham und in Lhasa, auch in Südtibet gibt es wieder kleine medizinische Zentren. Das öffentliche Interesse an der tibetischen Medizin ist jetzt sehr groß geworden. Es gibt auch noch einige alte Ärzte. Im Allgemeinen ist die Entwicklung ermutigend und gibt zu Hoffnung Anlass.

Frage: Nehmen Sie selbst tibetische Medizin?

Dalai Lama: Natürlich, ich auch. Gelegentlich nehme ich auch allopathische Medizin, wenn es eilt, wenn eine schnelle Wirkung erwartet wird. Normalerweise nehme ich tibetische Medizin *(lacht)*. Manchmal wird eine Medizin im Westen erfunden und es wird viel Werbung gemacht. Alle Leute nehmen sie und nach einigen Jahren rufen sie plötzlich: „Oh, da ist irgendetwas verkehrt." Also, da muss man schon vorsichtig sein *(lacht)*.

Frage: Kann man mit tibetischer Medizin auch geistige Krankheiten behandeln?

Dalai Lama: Aber natürlich. Den Geist selber kann man nicht berühren, er hat keine Form. Er ist wie eine sehr feine Energie und man kann schwer herankommen, nur mit Übungen des Geistes, also mit Meditation. Den Effekt des Geistes auf das Nervensystem, auf den Körper kann man erkennen. Das ist das, was wir „innere Luft" nennen, eine feine Energie, die den Körper zum Funktionieren bringt. Die kann man mit der tibetischen Medizin erreichen. Wenn diese Energie betroffen ist, die alle Bewegungen lenkt, wenn sie aus dem Gleichgewicht gebracht worden ist, dann hat das auch eine Rückwirkung auf den Geist. Wie ich schon erwähnt habe, das holistische tibetische System wirkt auch auf die geistigen Funktionen.

Frage: Können Sie uns die Beziehung zwischen den Drei Giften und Gesundheit erklären?

Dalai Lama: Da fragen Sie besser einen Arzt *(lacht)*. Die Drei Geistigen Gifte sind die Hauptquelle geistiger Verdunkelung. Negative Gedanken führen zu negativer Handlung. Negativ heißt schädlich. Ich weiß nicht sehr gut Bescheid über die Beziehungen zwischen den Drei Giften und den Krankheiten. Wenn man sich ständig ärgert, dann scheint es, als ob es zu einer Art von körperlicher Änderung kommt. Hoher Blutdruck, mehr Hitze.

Frage: In den letzten fünf bis zehn Jahren interessiert man sich im Westen mehr und mehr für asiatische Philosophie. Ist das ein Prozess, der sozusagen unausweichlich ist?

Dalai Lama: Ich denke nicht. Es ist einfach eine Frage der besseren Kommunikationsmöglichkeiten. In den letzten 400 bis 500 Jahren haben wir sehr abgeschlossen gelebt. Das hat sich geändert. Es ist aber vielleicht so, wie die Leute heute bei Ihnen im Westen ein neues Kleid wollen oder einen neuen Haarschnitt – ich meine, das Interesse hält vielleicht nur einige Jahre an. Das ist zumindest mein Gefühl.

Frage: Ist die buddhistische Religion toleranter und auch aufgeschlossener gegenüber der Wissenschaft als andere?

Dalai Lama: Vielleicht. Alle Religionen haben die gleiche Botschaft. Die buddhistische Lehre spricht vielleicht mehr davon, wie man Mitgefühl entwickeln soll, Vergebung, die Bereitschaft zu vergeben. Die buddhistische Philosophie hat aber mit vielen Dingen zu tun, an denen auch der Wissenschaftler interessiert ist, wie Kosmologie, Psychologie, Neurobiologie, Atomphysik inklusive Quantentheorie. Wenn die Wissenschaftler das merken, dann bekommen sie auch größeres Interesse am Buddhismus. Einer von ihnen hat gesagt, Buddhismus ist die einzige religiöse Tradition, mit der die Wissenschaft Seite an Seite gehen kann. Andere glauben ganz einfach und es gibt ihnen eine tiefe innere Ruhe. So kann man beide Wege gehen. Aber der eigentliche buddhistische Weg ist, zu prüfen und skeptisch zu sein: Und das ist auch der Weg des Wissenschaftlers. Ich bin ein genuiner Buddhist – Experiment und Skepsis *(lacht)*!

Adressen

Chakpori Tibetan Medical Institute
Trogawa House, North Point, Darjeeling 734104, West Bengal/Indien, Tel.:
00 91-3 54-30 16

Chakpori-Verein für tibetische Heilkunde e. V.
Dieburger Straße 50a, 63226 Langen, (Kontaktadresse für Dr. Trugawa
Rinpoche)

DANA e. V., Gesellschaft zur Erhaltung tibetischer Kultur und Medizin
Rheinstraße 5, 80803 München, Tel.: 0 89-36 10 50 00, Fax: 0 89-33 95 96
(Ab 1999 ständig anwesender Arzt des Tibetan Medical Institute. Kontakt-
adresse für Dr. Lobsang Wangyal)

Deutsche Tibethilfe
c/o Irmtraut Wäger, Mathäuslstraße 9, 81379 München, Tel.: 0 89-
78 83 06; Fax: 0 89-78 28 93

Dharmapala Centre – School of Painting
Shakya Arcade, Durba Marg in Katmandu/Nepal, Im Internet: http://
www.bremen.de/info/nepal, (Kontaktadresse in Deutschland: Holm Trics-
ch, Robert-Stolz-Weg 3, 28215 Bremen, Tel 04 21-37 01 21; Fax: 04 21-
3 61 49 78, E-Mail: triesch@uni-bremen.de)

Donckie Emchi (tibetische Ärztin)
Oststraße 33, CH-8400 Winterthur, Tel.: 00 41-52-2 43 18 62

Eden Medical Centre
Christopher Hansard, Physician for Bön-Medicine, 96 Earls Court, London
W8 6EG/Großbritannien, Tel.: 00 44-1 71-9 37 66 06; Fax: 00 44-1 71-
9 37 92 21, E-Mail. Christopher Hansard@virgin.net

Adressen

Emchi Chimit-Dorzhi Dugarov
Prospekt Stroytely 56/65, 670036 Ulan-Ude, Buryatia/Russian Federation,
Tel.: siehe Eastern Medicine Center; privat: 0 07-3 01 22-37 36 49

Naturheilverein Zell u. A. e. V.
Informationsstelle für Tibetische Medizin
Postfach, 73119 Zell u. A., Tel.: 0 71 64-13 03 01; Fax: 0 71 64-13 03 02
(Kontaktadressen für sporadische Aufenthalte tibetischer Ärzte in
Deutschland, England, Frankreich, Italien und Österreich. Adressen resi-
dierender tibetischer Ärzte in Frankreich, Italien, Österreich, Spanien
und der Schweiz. Literatur zur tibetischen Medizin und Padma 28)

N.S.T.G. Dutch Foundation for Tibetan Medicine
Prinsengracht 200, 1016 Amsterdam/Niederlande, Tel. 00 31-5 78-
62 00 30; Fax: 00 31-20-6 24 28 10. Zweigstelle: Laarstr. 27, 8166 EMST/Nie-
derlande, Tel. 00 31-5 78-66 22 23

Padma AG
Wiesenstraße 5, 8603 Schwerzenbach, Schweiz, Tel.: 00 41-1-8 87 00 00,
Fax: 00 41-1-8 87 00 99

Dr. Pasang Yonten Arya
Carnevali Antonia 111, 20158 Milano/Italien, Tel.: 00 39-02-3 76 18 63, (Behandlung und Kurse über tibetische Medizin)

Tibetan Medical & Astro. Institute
Gangchen Kyishong, Dharamsala 176215, H.P./Indien, Tel.: 00 91-18 92-
2 26 18 oder -2 31 13; Fax: 00 91-18 92-2 41 16

Register

Aderlass *95*
Atemübungen *106, 109 ff.*

Bön-Medizin *20, 145, 147 ff.*
brauner Schleim *47 f.*
Brenneisen *97*

Chakpori-Institut (Sikkim) *27*
Chakpori-Medizininstitut (Lhasa) *24 f.*
Chakraheilung *105 f.*

Dalai Lama *121, 154 ff.*
Drei Geistesgifte *32 f.*
Dugarow, Tschimit-Dorschi *144 ff.*

Elemente, fünf *13 f.*
Ernährung *38 ff., 49 ff.*
Ernährung in der Schwangerschaft *48 ff.*

Feinstofflicher Körper *14 ff.*
Fleisch *54 f., 59 f.*

Galle *30, 40 ff., 42 ff.*
Gebete *106*
Geschmacksrichtungen *49 ff.*
Golden Moxa *97*
Goldene Nadel *95 f.*

Handauflegen *106*
Hansard, Christopher *147 ff.*

Juwelenpillen *90 ff.*

Karma *12 f., 33, 37*
Körpersäfte *29 ff., 34 ff., 88 f.*
Kräuterpillen *82 ff., 115 f., 127 ff.*
Kum Nye *109 ff.*

Mantras *106*
Meditationen *106*
Medizinbuddha *19 ff., 104 f., 106 f.*
Mentse Khang *26*
Moxibustion *96 f.*

Padma *28 131 ff.*
Padmasambhava *22*
Pulsdiagnose *74 ff.*

Säfte siehe Körpersäfte
Schleim *30 f., 42 ff.*
Schröpfen *98*

Tantrische Medizin *16 f., 104 f., 116 f.*
Tibetan Medical & Astro Institute *27*
Tibetische Massage *98 ff.*
Traditional Medicine Hospital of the Tibet Autonomous Region *26 f.*

Urindiagnose *78 ff.*

Verhalten *59 ff.*
Vier Tantras *21 ff., 24*

Wind *29 f., 34 ff., 39 f., 42 ff.*

Yoga *106, 109*

Zungendiagnose *82*